DIESES BUCH SOLL YOGA-NEULINGE UNTERSTÜTZEN UND AUSSERDEM ALLE INSPIRIEREN, DIE IHRE YOGA-REISE BEREITS ANGETRETEN HABEN.

ES IST EIN BUCH FÜR ALLE, DIE SICH MIT YOGA FEDERLEICHT UND FREI WIE EIN VOGEL FÜHLEN MÖCHTEN.

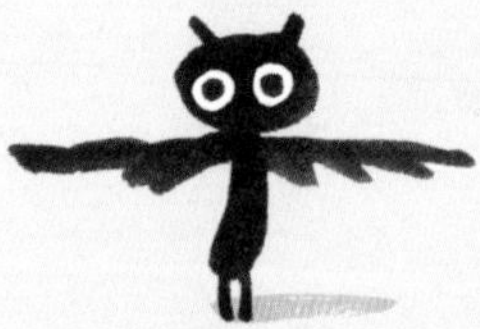

* BEVOR DU MIT EINEM NEUEN ÜBUNGSPROGRAMM BEGINNST, SOLLTEST DU DEINEN ARZT UM RAT BITTEN.

EINFÜHRUNG

YOGA IST EINE PHILOSOPHIE, DIE VOR MEHR ALS 3000 JAHREN IN INDIEN ENTWICKELT WURDE. DER GENAUE ZEITPUNKT IST NICHT BEKANNT. DAS WORT »YOGA« STAMMT VON DEM SANSKRIT-WORT »YUJ«. ES BEDEUTET »VERBINDEN« UND »SICH AUF SICH SELBST KONZENTRIEREN«.

FÜR VIELE MENSCHEN STEHT YOGA HEUTZUTAGE FÜR KÖRPERHALTUNGEN (SANSKRIT: ASANAS). MAN KANN SIE EINNEHMEN (»PRAKTIZIEREN«), UM SICH ZU ENTSPANNEN, TIEFER ZU ATMEN, STRESS ABZUBAUEN, FITTER ODER FLEXIBLER ZU WERDEN, DEN SEROTONIN-SPIEGEL ZU ERHÖHEN UND EIN GEFÜHL DES WOHLBEFINDENS ZU ENTWICKELN. ES IST NIE ZU SPÄT, MIT YOGA ZU BEGINNEN UND EIN PAAR YOGA-ASANAS ZU LERNEN UND ZU VERINNERLICHEN.

DU KANNST YOGA ZUHAUSE, IN KURSEN ODER ONLINE PRAKTIZIEREN. BEGINNE IMMER LANGSAM UND ZWINGE DEINEN KÖRPER NIE, EINE HALTUNG EINZUNEHMEN, DIE DIR WEH TUT. HALTE JEDE POSITION EINIGE ATEMZÜGE LANG, DAMIT DEIN KÖRPER ATMEN UND DEIN GEIST SICH BERUHIGEN KANN. IMMER WENN DIR ETWAS WEH TUT ODER DU DICH IN EINER POSITION UNWOHL FÜHLST, BEENDE SIE IN RUHE.

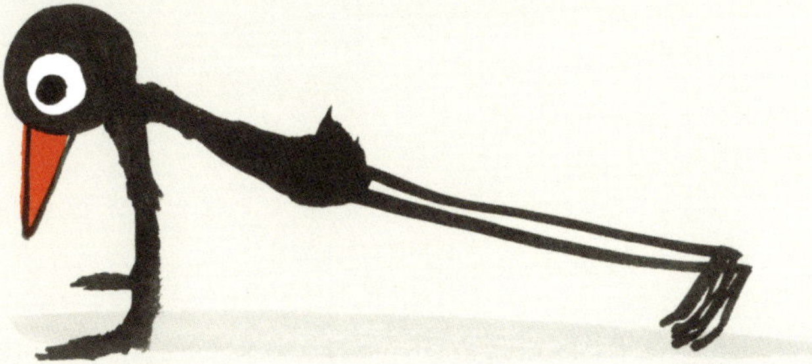

DER ANFANG

BEGINNE IN EINER BEQUEMEN POSITION IM SITZEN. VIELE YOGA-ÜBUNGEN ENTHALTEN DIESE POSITION. SIE IST DAHER EIN GUTER AUSGANGSPUNKT.

SCHNEIDERSITZ

LEICHTE/BEQUEME HALTUNG

Sukhasana

SETZE DICH MIT GEKREUZTEN BEINEN AUF DEN BODEN. SCHIEBE BEI BEDARF EINEN YOGA-BLOCK ODER EIN GEROLLTES HANDTUCH UNTER DEIN GESÄSS. ROLLE DIE SCHULTERN NACH HINTEN UND ZIEHE DEINEN KOPF NACH OBEN. DIE HÄNDE LIEGEN AUF DEN KNIEN.

ATME TIEF UND LANGSAM

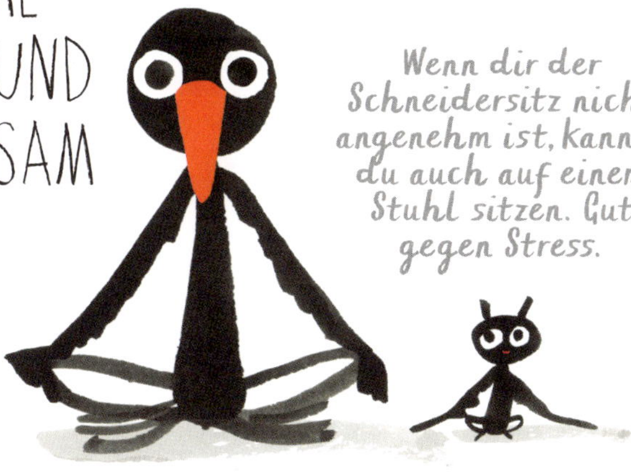

Wenn dir der Schneidersitz nicht angenehm ist, kannst du auch auf einem Stuhl sitzen. Gut gegen Stress.

DIESER YOGA-FLOW AKTIVIERT DEINEN KÖRPER UND MOBILISIERT DEINE WIRBELSÄULE. DREIMAL WIEDERHOLEN.

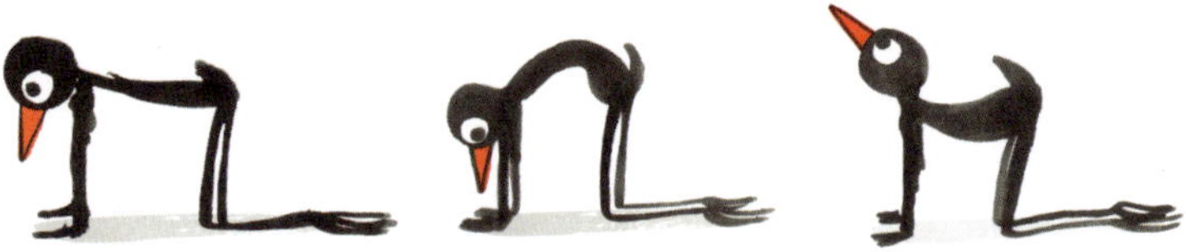

1. 2. 3.

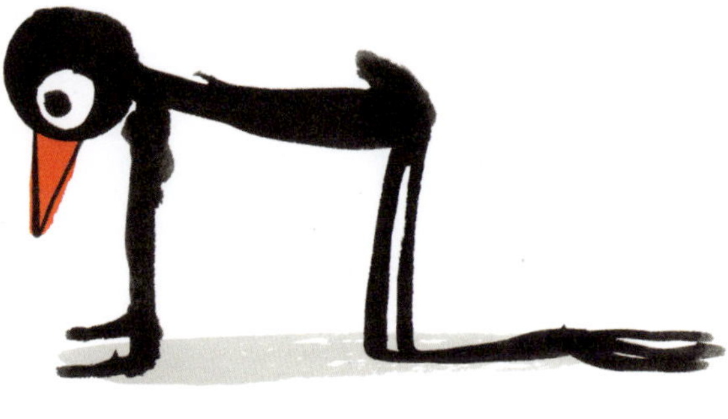

1. VIERFÜSSLERSTAND

Bharmanasana

GEHE IN DEN VIERFÜSSLERSTAND. DIE HÜFTEN SIND ÜBER DEN KNIEN, DIE SCHULTERN ÜBER DEN HANDGELENKEN. ÖFFNE DIE KNIE HÜFTBREIT.

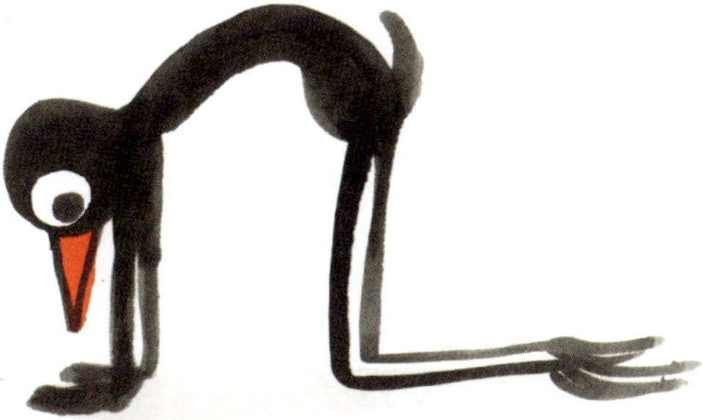

2. KATZE

Marjariasana

RUNDE EINATMEND DEINEN RÜCKEN UND ZIEHE DAS STEISSBEIN NACH UNTEN. LASS DEN NACKEN LOCKER. ZIEHE DEN BAUCH NACH INNEN UND OBEN.

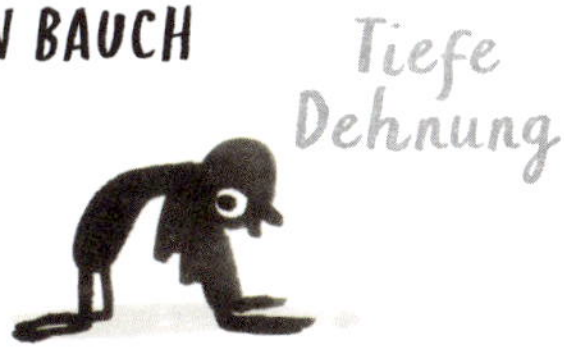

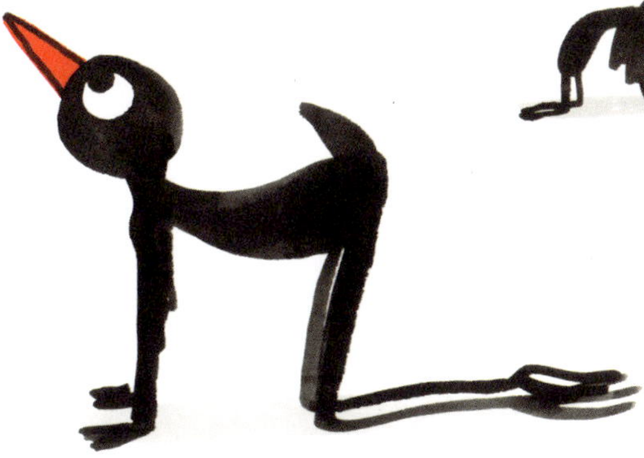

3. KUH

Bitilasana

HEBE EINATMEND KOPF UND STEISSBEIN AN. LOCKERE DEN BAUCH, ZIEHE DIE SCHULTERN WEG VON DEN OHREN. BRINGE DEN NACKEN IN DIE LÄNGE.

ARMKRAFT UND GLEICHGEWICHT

PLANKE

Kumbhakasana

LEGE DICH AUF DEN BAUCH, DAS GESICHT NACH UNTEN. BEUGE DIE ELLBOGEN UND LEGE DIE HÄNDE UNTER DEN SCHULTERN FLACH AUF DEN BODEN. DIE ZEHEN AUFSTELLEN. SPANNE DEN BAUCH AN, HEBE DEN KÖRPER UND VERTEILE DAS GEWICHT AUF HÄNDE UND FÜSSE. DEIN KÖRPER BILDET EINE GERADE LINIE VON DEN ZEHEN BIS ZUR STIRN UND DARÜBER HINAUS.

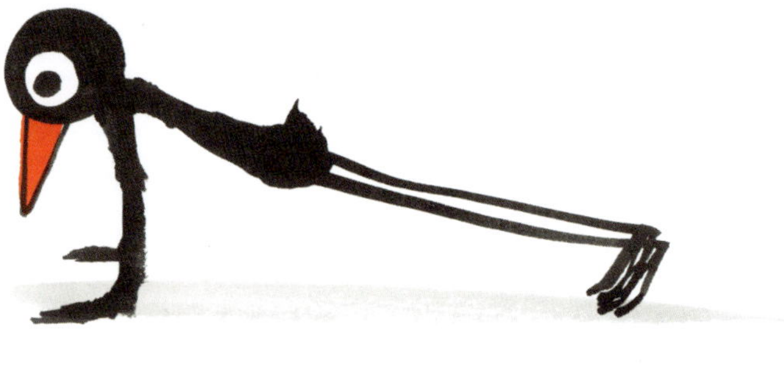

Stärkt die Körpermitte und die Wirbelsäule.

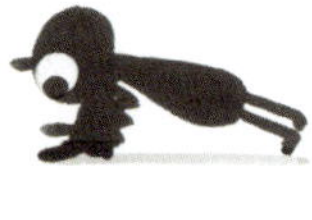

RÜCKBEUGE

KOBRA

Bhujangasana

LEGE DICH AUF DEN BAUCH, DIE HANDFLÄCHEN LIEGEN AUF DEM BODEN UNTER DEINEN SCHULTERN. HEBE GANZ LANGSAM DEN OBERKÖRPER, INDEM DU DIE HÄNDE IN DEN BODEN DRÜCKST. ATME LANGSAM IN DEN UNTEREN RÜCKEN UND FÜHLE, WIE SICH DEINE WIRBELSÄULE IN DIE LÄNGE ZIEHT.

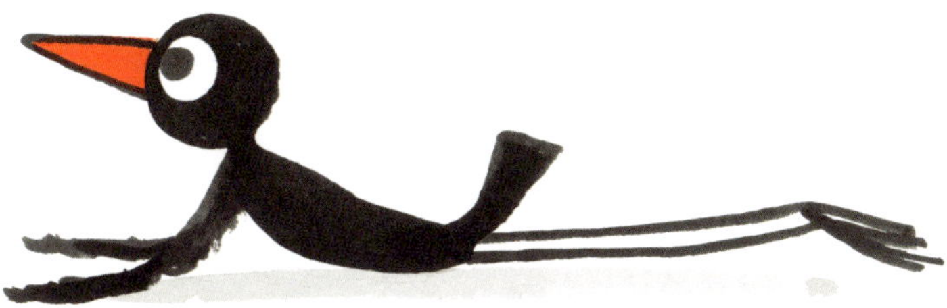

Lockert die Schultern

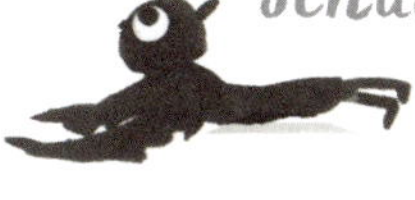

IM STEHEN

GESTRECKTE BERGHALTUNG

Urdhva hastasana

DU STEHST AUF DEINER MATTE, DIE FÜSSE SIND HÜFTBREIT AUSEINANDER. ZIEHE EINATMEND DEINE HÄNDE IN RICHTUNG HIMMEL.

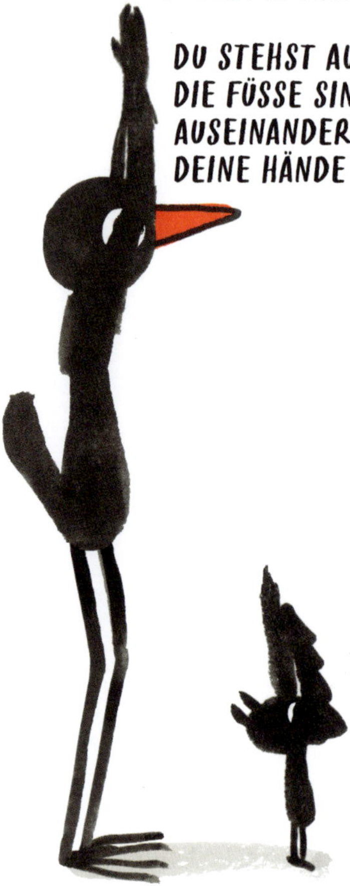

Verleiht dir Konzentration und Stärke.

ENTSPANNUNGSHALTUNG

HAPPY BABY

Ananda Balasana

LEGE DICH AUF DEN RÜCKEN UND ZIEHE DIE KNIE ZUR BRUST. LEGE DIE HÄNDE AN DIE AUSSENSEITE DER FUSSGELENKE ODER FÜSSE. ROLLE LEICHT VOR UND ZURÜCK ODER VON EINER SEITE ZUR ANDEREN.

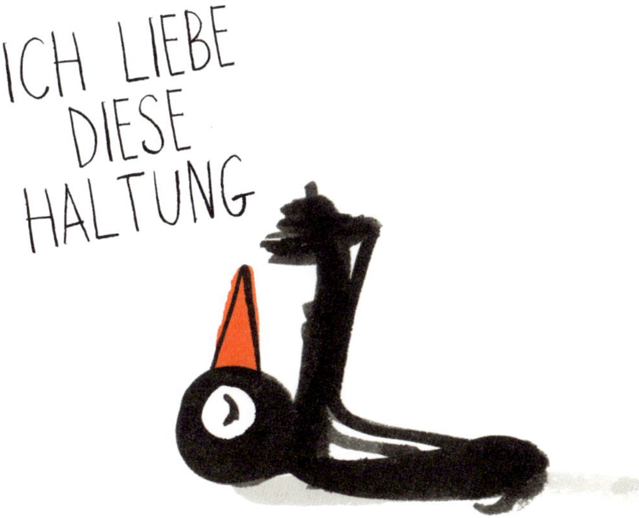

ALLE WERDEN ÜBER MICH LACHEN

Vergleiche dich
mit niemandem

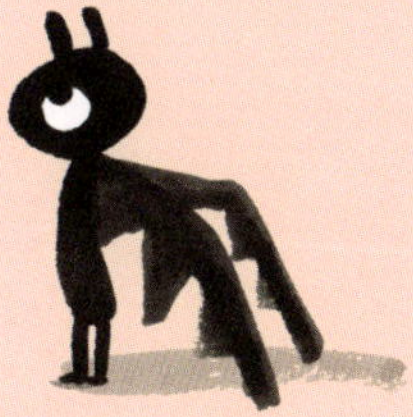

HERABSCHAUENDER HUND

Adho mukha svanasana

BEGINNE IM VIERFÜSSLERSTAND, DIE HÄNDE STEHEN SCHULTERBREIT AUSEINANDER. STELLE DIE ZEHEN AUF, STRECKE DIE KNIE UND SCHIEBE DIE HÜFTE NACH OBEN UND HINTEN. STRECKE UND DEHNE DIE BEINE, UM SIE ZU LOCKERN.

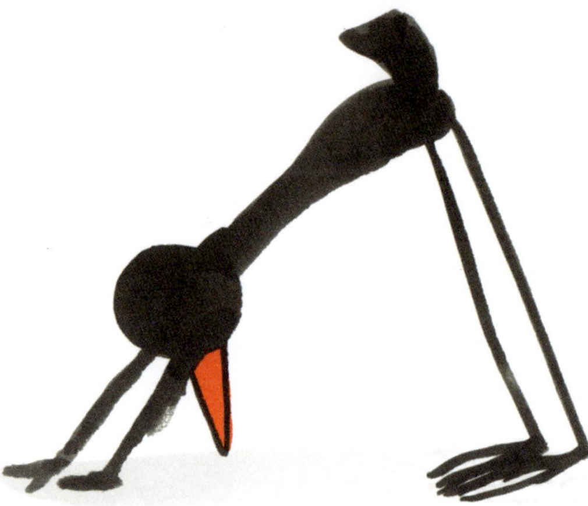

Gut bei Rückenschmerzen

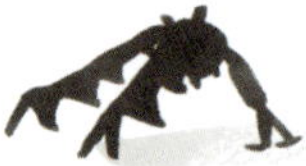

STOCKHALTUNG

Chaturanga Dandasana

LEGE DICH AUF DEN BAUCH. DIE HÄNDE LIEGEN UNTER DEN SCHULTERN, DIE ELLBOGEN SIND NACH HINTEN GEZOGEN, DIE ZEHEN AUFGESTELLT. DRÜCKE DIE HÄNDE IN DIE MATTE, UM DEN KÖRPER ANZUHEBEN.

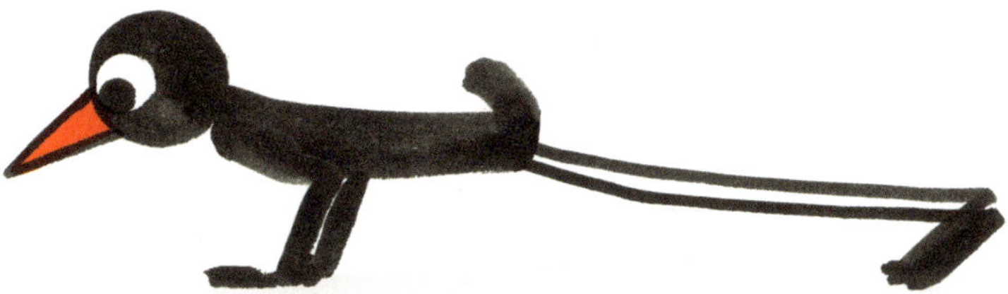

IM STEHEN

DREIBEINIGER HUND

Eka Pada Adho Mukha Svanasana

DU STEHST IM HERABSCHAUENDEN HUND. HEBE EINATMEND EIN BEIN IN VERLÄNGERUNG DES KÖRPERS. DRÜCKE DIE HÄNDE IN DIE MATTE, UM DEN KÖRPER NACH OBEN UND HINTEN IN RICHTUNG FÜSSE ZU DRÜCKEN.

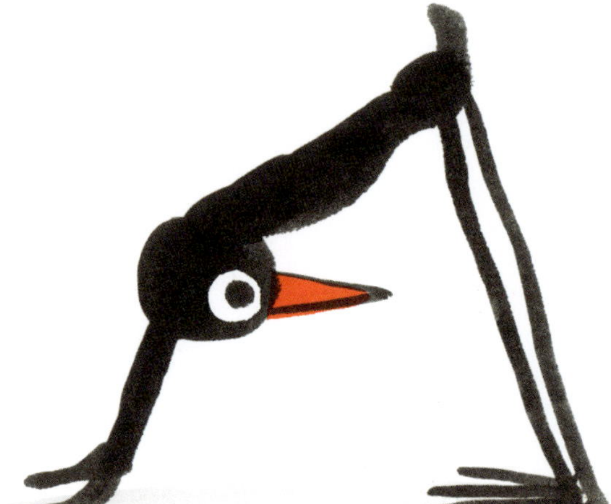

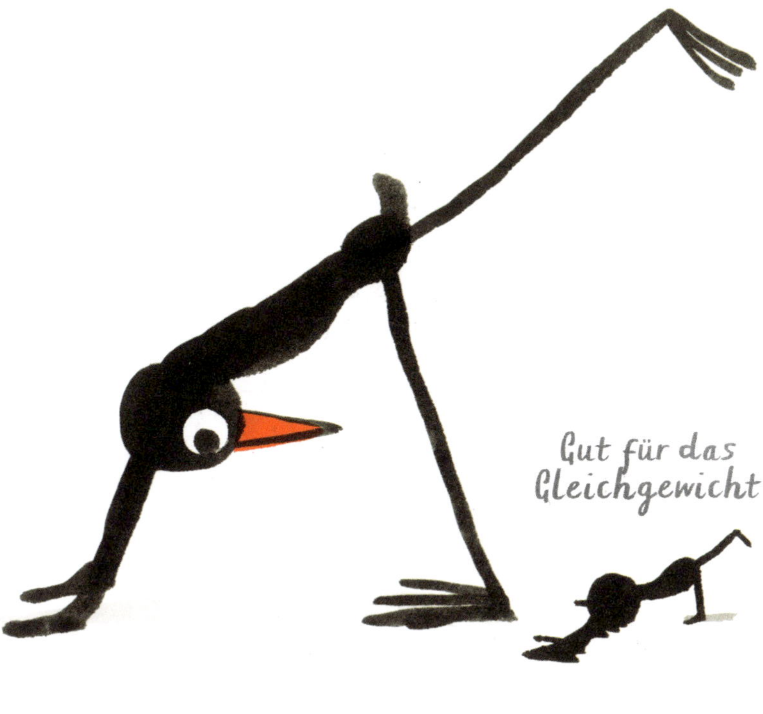

Gut für das Gleichgewicht

IM SITZEN

VORBEUGE IM SITZEN

Paschimottanasana

BEUGE DICH AUSATMEND VON DER HÜFTE AUS ÜBER DIE BEINE UND BERÜHRE MIT DEN HÄNDEN DIE UNTERSCHENKEL ODER DIE FÜSSE.

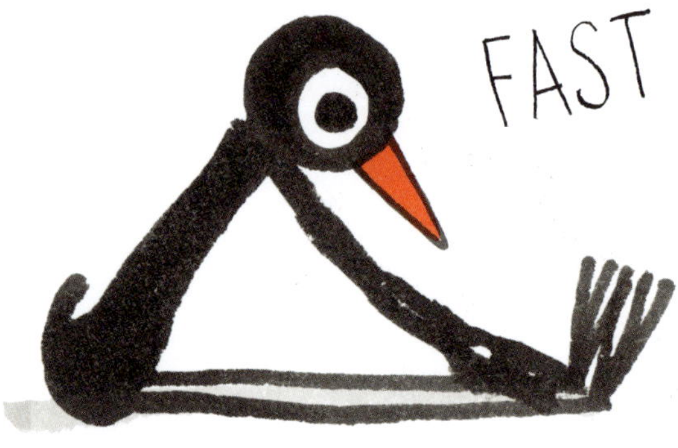

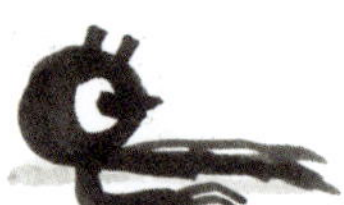

Beuge bei Bedarf die Knie.

IM STEHEN

VORBEUGE IM STEHEN

Uttanasana

BEUGE DICH AUSATMEND VON DER HÜFTE AUS NACH UNTEN UND BERÜHRE MIT DEN HÄNDEN DIE UNTERSCHENKEL ODER DEN BODEN.

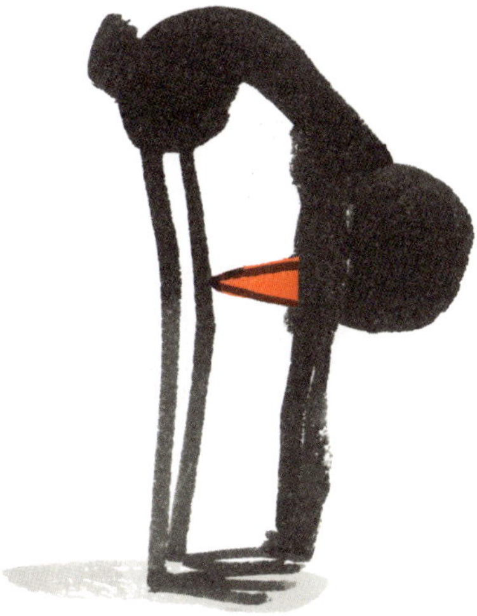

Wirkt beruhigend

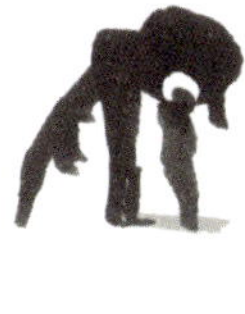

ICH SCHAFFE DAS NICHT

Sei freundlich
zu dir selbst und
tue das, was du
kannst.

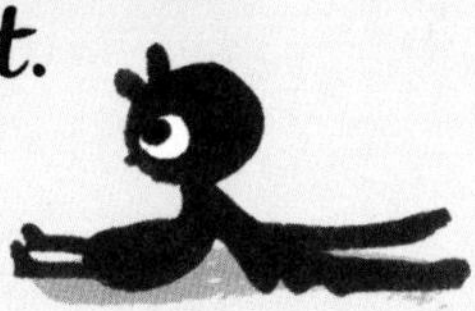

IM STEHEN

KRIEGER I

Virabhadrasana I

FÜSSE HÜFTBREIT AUFSTELLEN, HÜFTE NACH VORN AUSGERICHTET. MACHE MIT DEM RECHTEN FUSS EINEN GROSSEN SCHRITT NACH VORN, BEUGE DAS RECHTE KNIE. ZIEHE DIE ARME NACH OBEN.

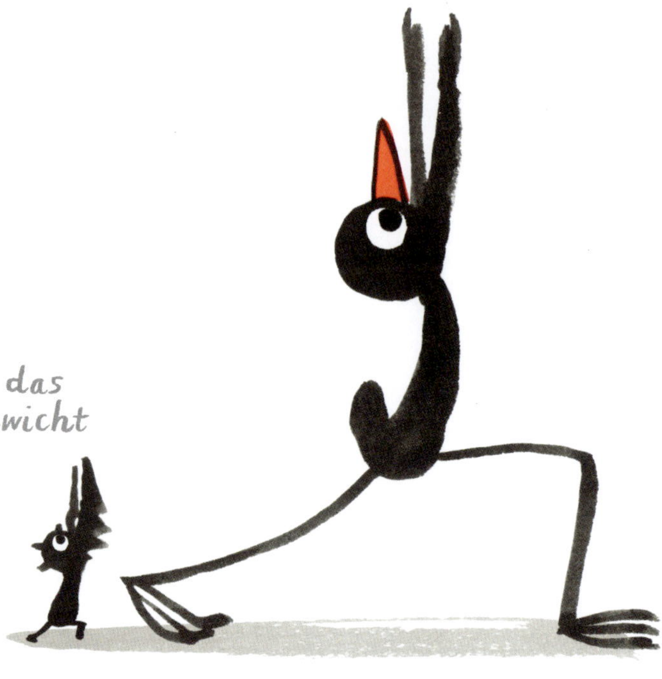

Gut für das Gleichgewicht

KRIEGER II

Virabhadrasana II

DIE FÜSSE STEHEN WEIT AUSEINANDER UND PARALLEL. DREHE DEN LINKEN FUSS 45° NACH INNEN, DEN RECHTEN FUSS 90° NACH AUSSEN. DIE ARME SIND SEITLICH GESTRECKT. ZIEHE ZUR RECHTEN SEITE. DAS KNIE STEHT ÜBER DEM FUSSGELENK. WIEDERHOLE DIE ÜBUNG ZUR ANDEREN SEITE.

KRIEGER III

Virabhadrasana III

BEUGE DEN OBERKÖRPER AUS DER HÜFTE NACH VORN. KRAFTVOLLER LINKER FUSS UND LINKES BEIN. HEBE DAS RECHTE BEIN SO WEIT, DASS BEIN UND KÖRPER PARALLEL ZUM BODEN SIND. WIEDERHOLE DIE ÜBUNG AUF DER ANDEREN SEITE.

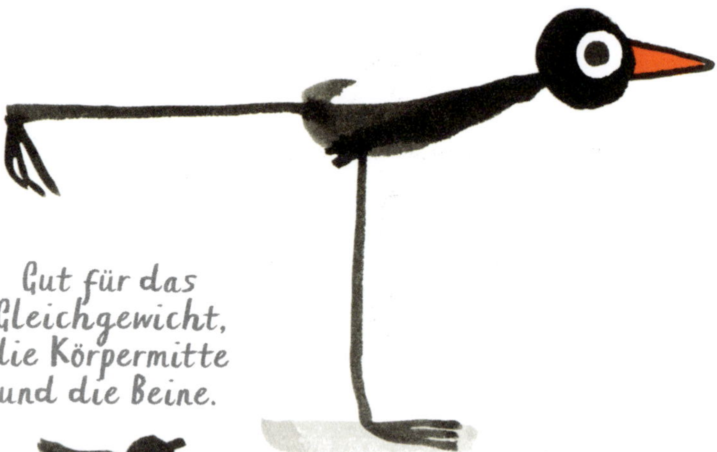

Gut für das Gleichgewicht, die Körpermitte und die Beine.

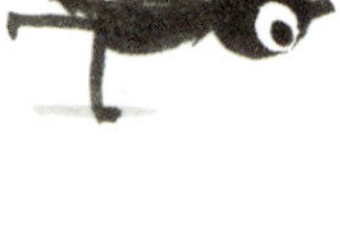

IM STEHEN

UMGEKEHRTER KRIEGER

Viparita Virabhadrasana

HEBE DEN LINKEN ARM AUS DEM KRIEGER III NACH OBEN, DIE RECHTE HAND LEGST DU AUF DIE RÜCKSEITE DES RECHTEN OBERSCHENKELS. ATME IN DEINE LINKE KÖRPERSEITE.

Verbessert die Flexibilität der Wirbelsäule.

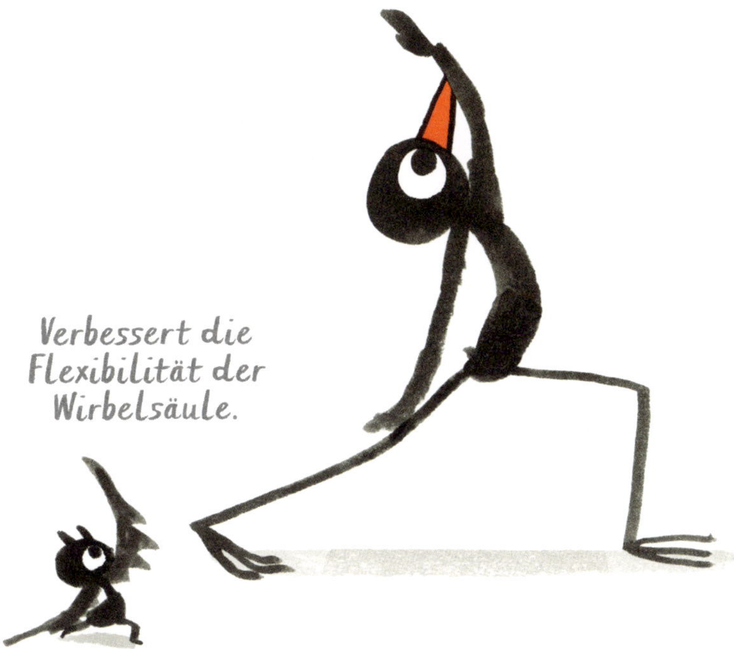

EINFACHER ABLAUF

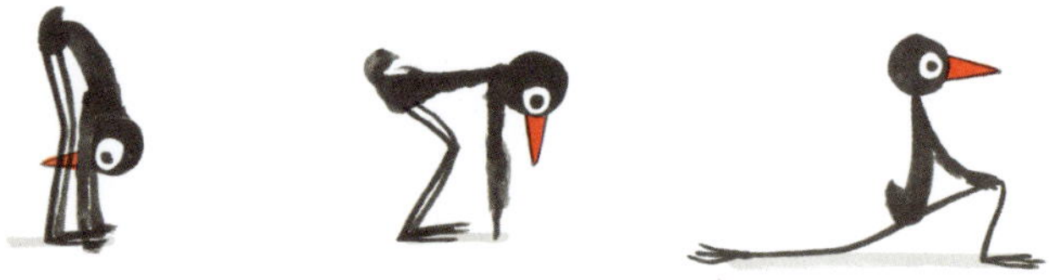

1. 2. 3.

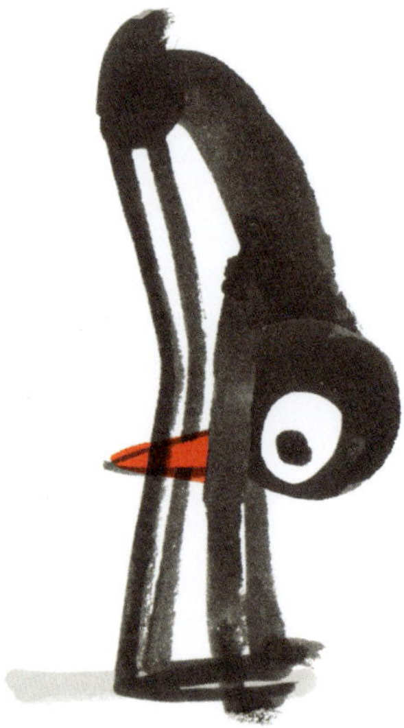

1. VORBEUGE

Uttanasana

BEUGE DICH AUSATMEND VON DER HÜFTE AUS NACH UNTEN UND BERÜHRE MIT DEN HÄNDEN DIE UNTERSCHENKEL ODER DEN BODEN.

Wirkt beruhigend.

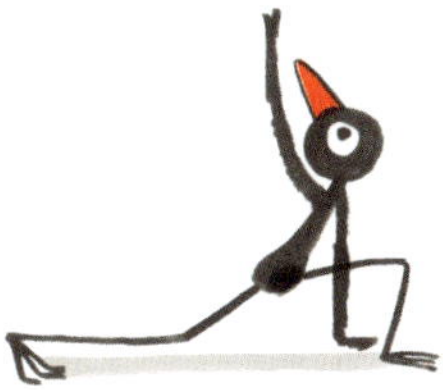

4.

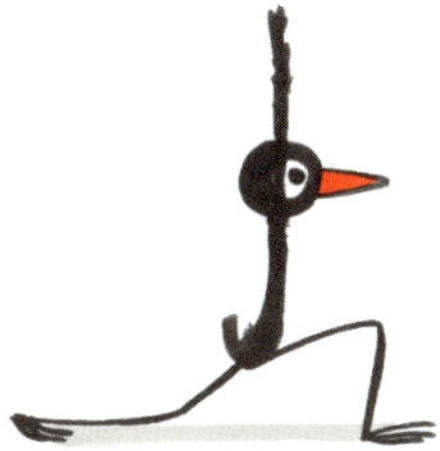

5.

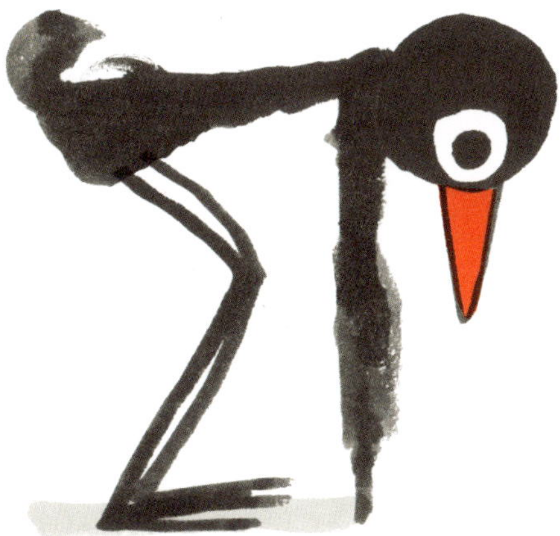

2. HALBE VORBEUGE

Ardha Uttanasana

HEBE EINATMEND DEN OBERKÖRPER BIS AUF HÜFTHÖHE AN. DER RÜCKEN IST GERADE.

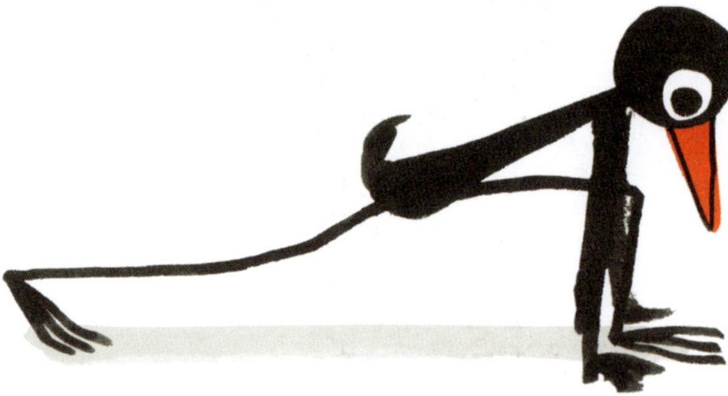

3. TIEFER AUSFALLSCHRITT

Anjaneyasana

SCHIEBE DICH IN DEN TIEFEN AUSFALLSCHRITT. DAS RECHTE BEIN IST NACH HINTEN GESTRECKT. LINKES KNIE IST GEBEUGT.

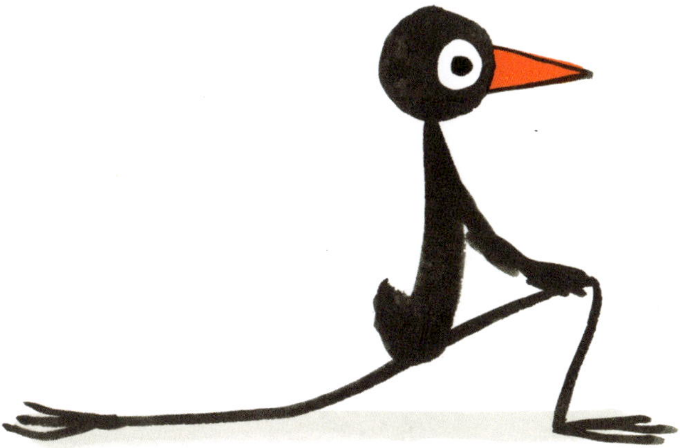

LEGE DIE HÄNDE AUF DAS
KNIE ODER DIE MATTE.
LEGE DAS HINTERE KNIE AB.

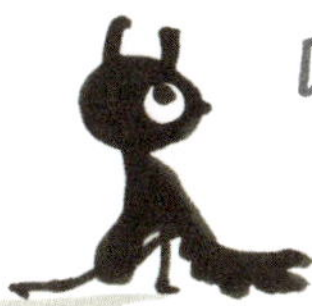

Dehnt Beine,
Arme und
Rücken.

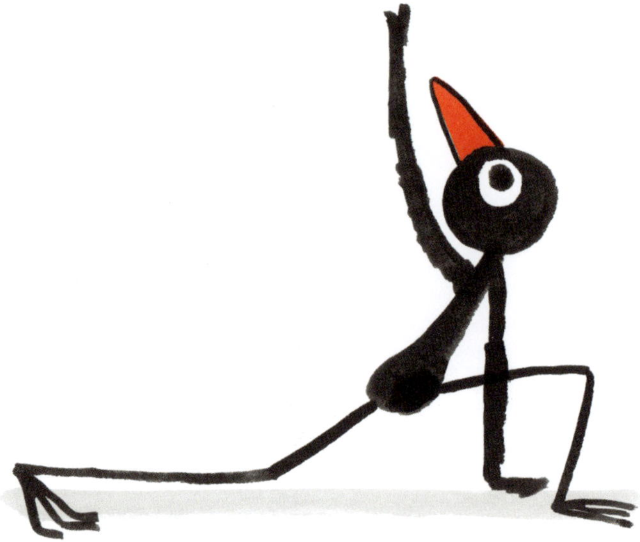

4. TIEFER AUSFALLSCHRITT MIT DREHUNG

Parivritta Utthita Ashwa Sanchalanasana

HEBE DEN RECHTEN ARM. BLICK NACH OBEN, FALLS DIES IM NACKEN ANGENEHM IST.

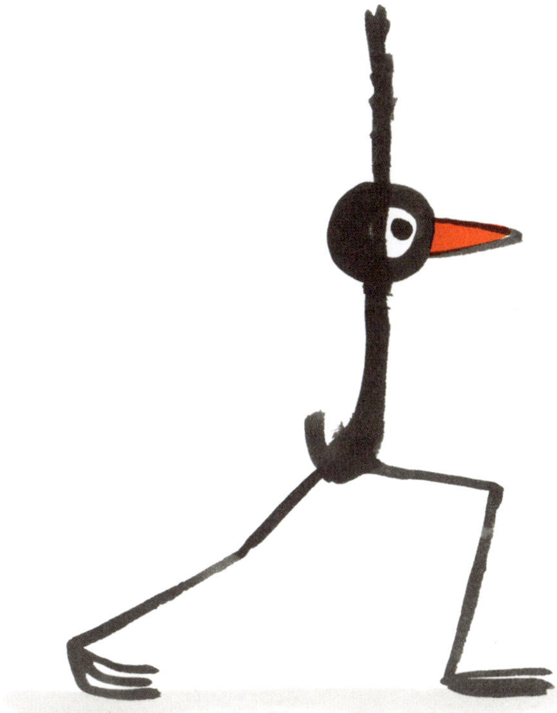

Stärkt die Oberschenkel, die Hüften und das Gesäß.

5. HOHER HALBMOND

Ashta Chandrasana

VORDERES KNIE ÜBER DEM FUSSGELENK. HINTERES BEIN SOWEIT WIE MÖGLICH GESTRECKT. HEBE DIE ARME, DIE HANDFLÄCHEN ZEIGEN NACH VORN.

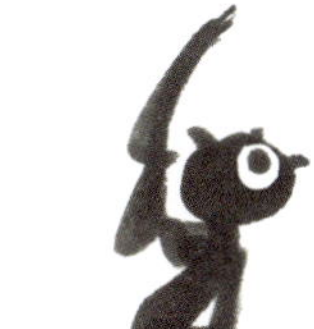

IM STEHEN

STUHL

Utkatasana

BEUGE DIE KNIE UND STELLE DIR VOR, DU SITZT AUF DER VORDERKANTE EINES STUHLES. ZIEHE DEIN STEISSBEIN NACH UNTEN. HEBE DIE ARME. RICHTE DEINEN BLICK AUF EINEN PUNKT AUF DEM BODEN ETWA EINEN HALBEN METER VON DIR ENTFERNT.

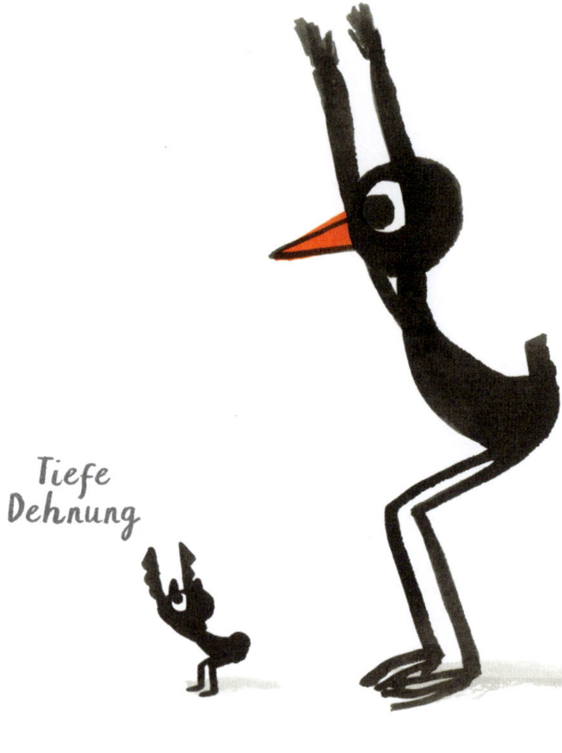

LEHNE DICH AN EINE WAND, UM DEN RÜCKEN ZU UNTERSTÜTZEN.

DAS IST SCHWERER, ALS ES AUSSIEHT

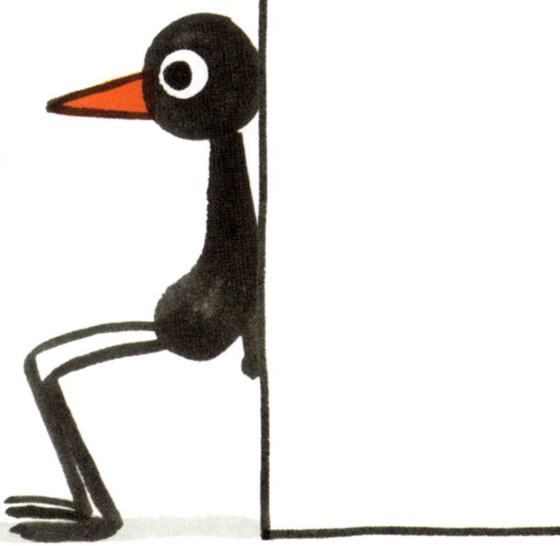

ICH
HABE
KEINE
ZEIT

Beginne
mit
5 Minuten
pro Tag.

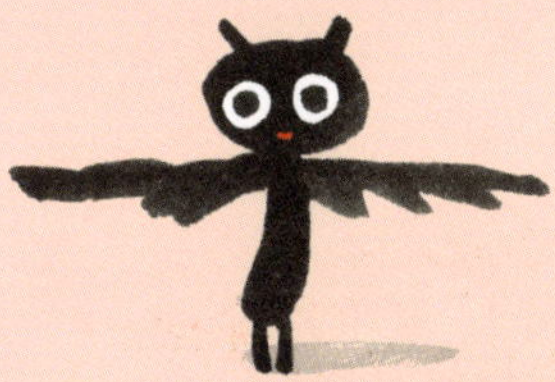

IM SITZEN

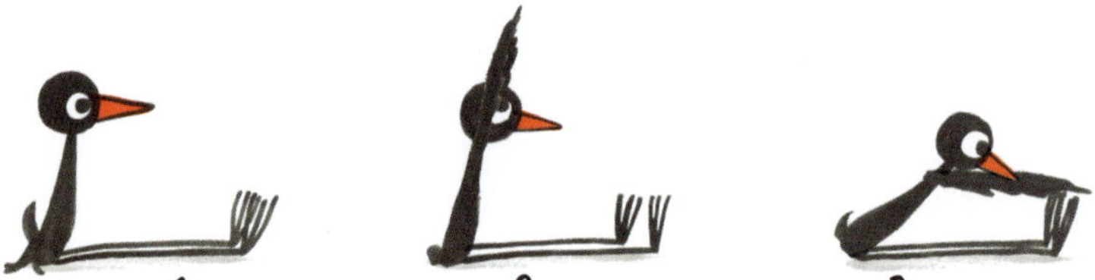

1. 2. 3.

STOCKHALTUNG ZU VORBEUGE IM SITZEN

STOCKHALTUNG

Dandasana

1. SETZE DICH AUF DEINE MATTE (ODER AUF EIN GEFALTETES HANDTUCH). DIE BEINE ZEIGEN GERADE NACH VORN, DIE HANDFLÄCHEN LEGST DU AUF DIE MATTE.

Schultern und Gesicht entspannen.

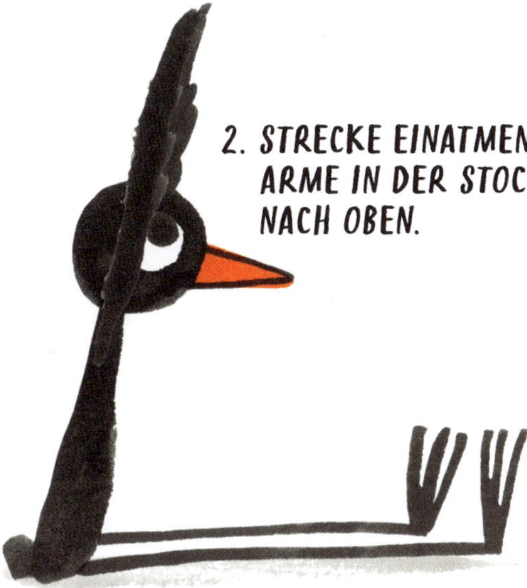

2. STRECKE EINATMEND DIE ARME IN DER STOCKHALTUNG NACH OBEN.

VORBEUGE IM SITZEN

Paschimottanasana

3. BEUGE DICH AUSATMEND AUS DER HÜFTE NACH VORN. LEGE DIE HÄNDE AUF DIE UNTERSCHENKEL ODER DIE FÜSSE.

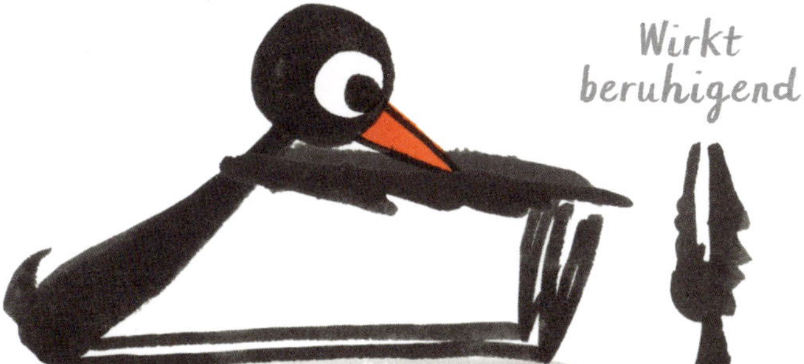

IM STEHEN

DELFIN

Ardha Pincha Mayurasana

BEGINNE IM VIERFÜSSLERSTAND. LEGE DIE ELLBOGEN AUF DER MATTE AB. STELLE DIE FÜSSE AUF UND HEBE DIE HÜFTE NACH OBEN. BEUGE DIE KNIE, UM DIE MUSKELN IM HINTEREN OBERSCHENKEL ZU ENTLASTEN.

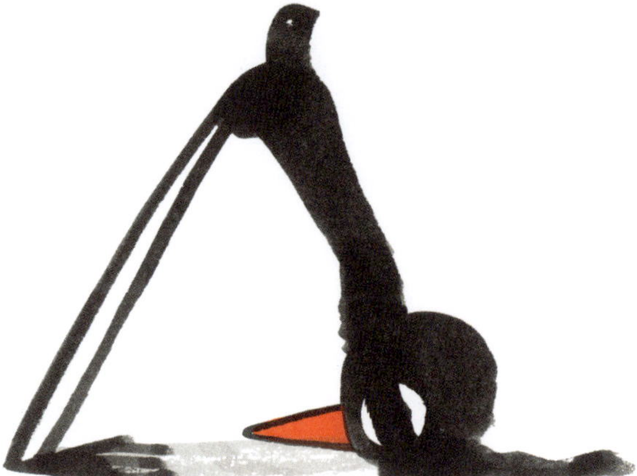

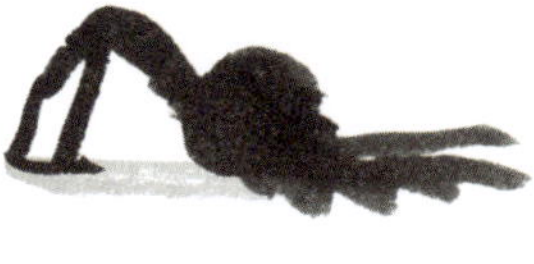

Stärkt die Körpermitte, die Arme und Beine.

ERHOLUNGSHALTUNG

GESTRECKTE WELPENHALTUNG

Uttana Shishosana

BEGINNE IM VIERFÜSSLERSTAND. LAUFE MIT DEN HÄNDEN NACH VORN UND HEBE DIE HÜFTE AN. DRÜCKE DIE BRUST NACH UNTEN UND LEGE DIE STIRN AUF DER MATTE AB.

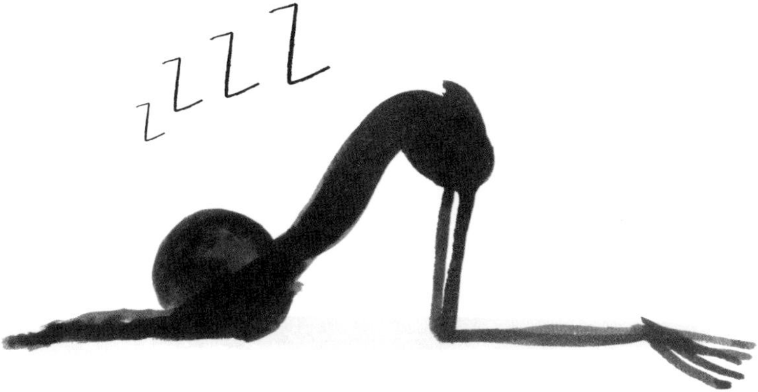

Dehnt die Wirbelsäule, die Schultern, die Arme und den oberen Rücken.

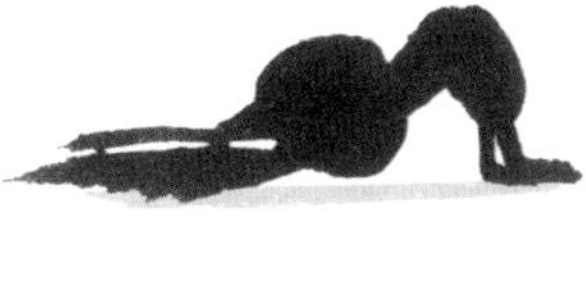

IM STEHEN

DREIECK

Utthita Trikonasana

SPREIZE DIE BEINE, DIE FÜSSE STEHEN WIE BEIM KRIEGER II. BEUGE DEN OBERKÖRPER AUS DER HÜFTE UND DREHE DEN BRUSTKORB NACH RECHTS. DIE RECHTE HAND LIEGT AUF DEM BEIN ODER DER MATTE. STRECKE DEN LINKEN ARM NACH OBEN. WIEDERHOLE DIE ÜBUNG AUF DER ANDEREN SEITE.

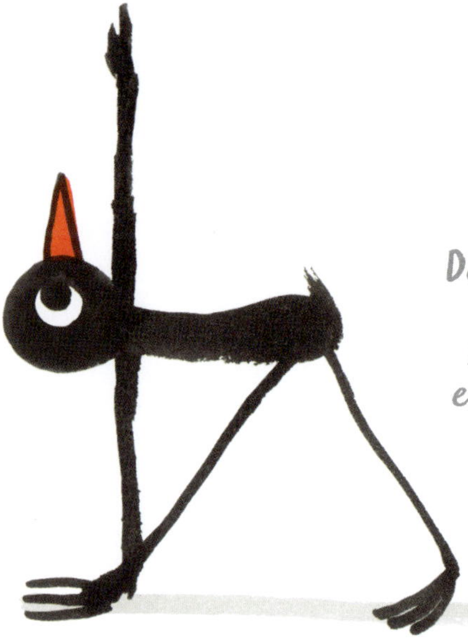

Dehne deinen Körper nur so weit, wie es dein Atem zulässt.

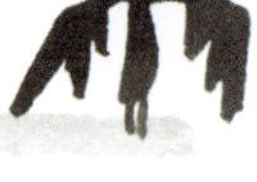

ENTSPANNUNGSHALTUNG

KIND

Balasana

KNIE DICH AUF DIE MATTE, DIE KNIE AUSEINANDER. DEINE GROSSEN ZEHEN BERÜHREN SICH. LEHNE DEN OBERKÖRPER NACH VORN, DIE SITZBEINHÖCKER BLEIBEN WENN MÖGLICH AUF DER MATTE. LEGE DIE ARME VOR ODER NEBEN DEINEM KÖRPER AB.

HIER ERHOLE ICH MICH

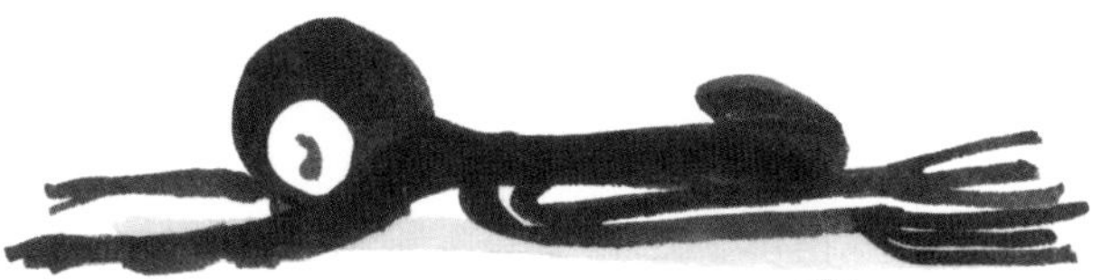

Ruhehaltung

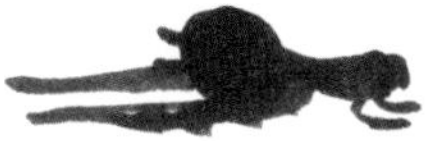

SONNENGRUSS A

Surya Namaskar A

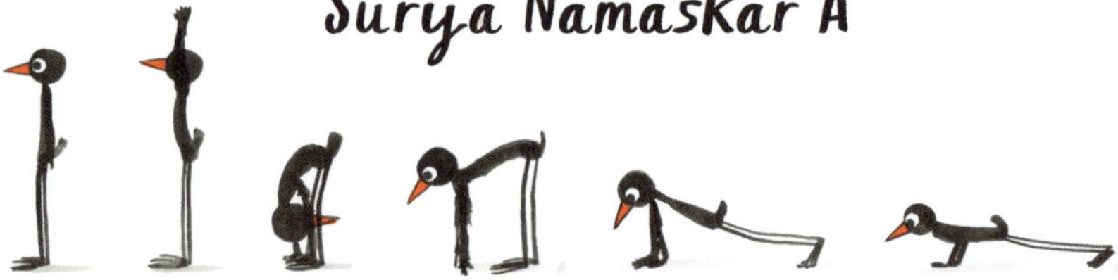

1. 2. 3. 4. 5. 6.

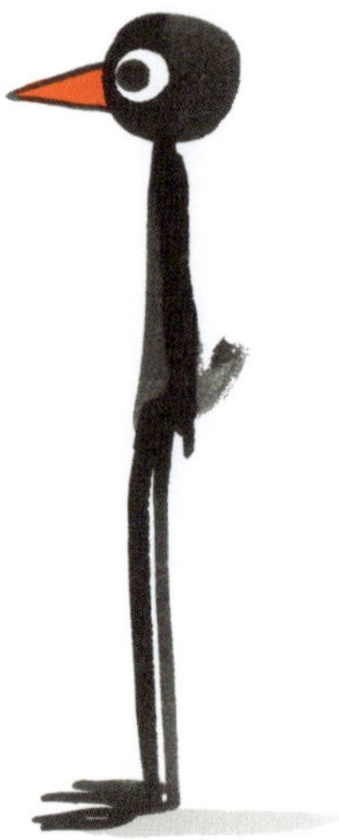

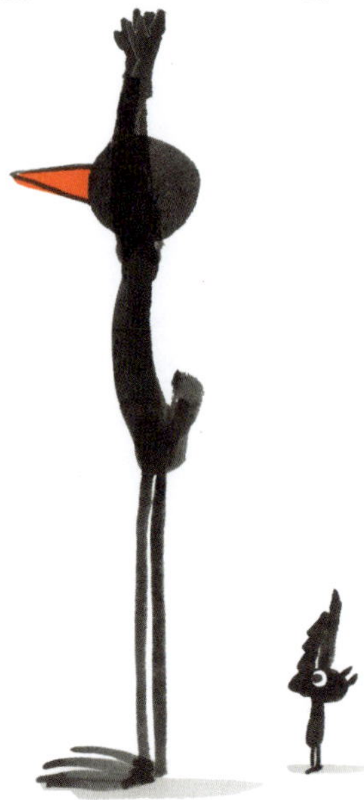

1. BERGHALTUNG

Tadasana

STEHE AUFRECHT. FÜSSE HÜFTBREIT AUSEINANDER.

2. GESTRECKTE BERGHALTUNG

Urdhva Hastasana

STRECKE EINATMEND DIE ARME NACH OBEN.

DER SONNENGRUSS IST EINE SEQUENZ (VINYASA) AUS YOGA-HALTUNGEN (ASANAS). DIESE ÜBUNG KANNST DU HERVORRAGEND AM MORGEN PRAKTIZIEREN UND DAMIT DER SONNE FÜR IHRE ENERGIE (PRANA) DANKEN.

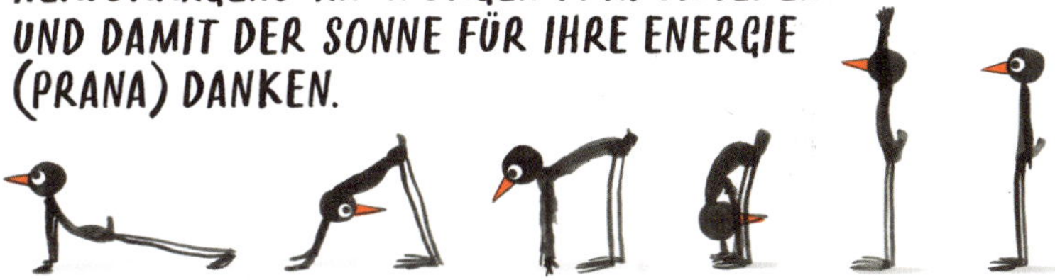

7. 8. 9. 10. 11. 12.

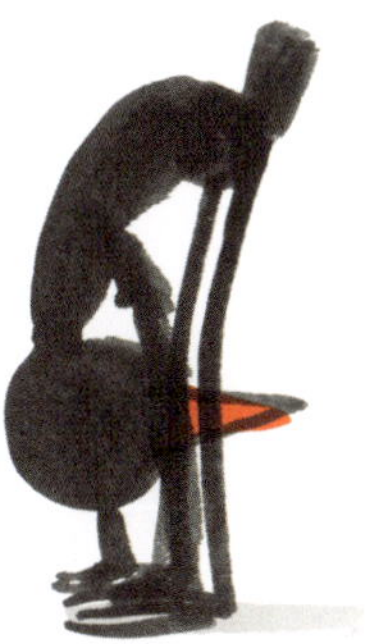

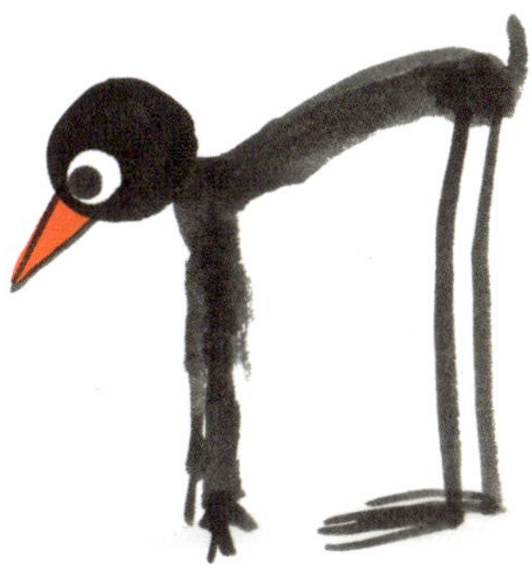

3. VORBEUGE IM STEHEN

Uttanasana

BEUGE DICH AUSATMEND NACH VORN. BERÜHRE DIE BEINE ODER DEN BODEN.

4. HALBE VORBEUGE

Ardha Uttanasana

HEBE EINATMEND DEN OBERKÖRPER AUF HÜFTHÖHE AN, DER RÜCKEN IST GERADE.

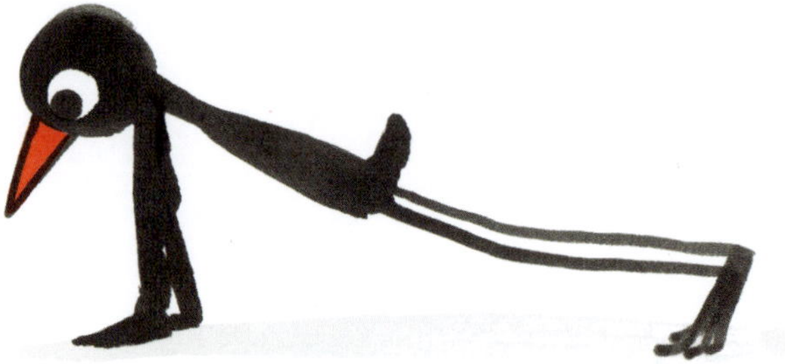

5. HOHE PLANKE

Kumbhakasana

SETZE AUSATMEND DIE FÜSSE ZURÜCK IN DIE HOHE PLANKE. BEI BEDARF KNIE BEUGEN.

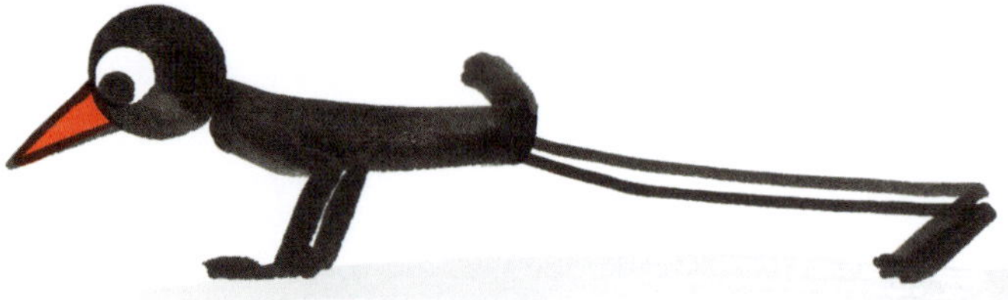

6. PLANKE

Chaturanga Dandasana

BEUGE AUSATMEND DIE ELLBOGEN UND SENKE DEN KÖRPER AB.

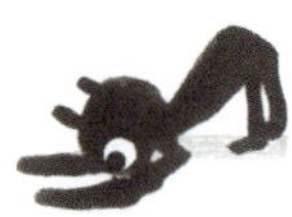

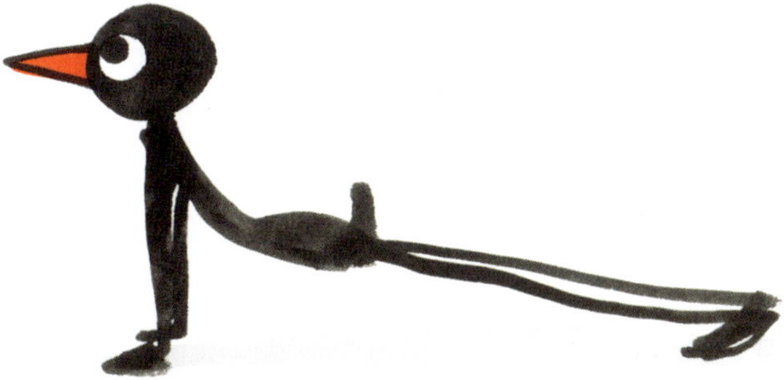

7. HERAUFSCHAUENDER HUND

Urdhva Mukha Svanasana

STRECKE EINATMEND DIE ARME.
ÖFFNE DEN HERZRAUM.
ROLLE ÜBER DIE
WIRBELSÄULE
NACH VORN.

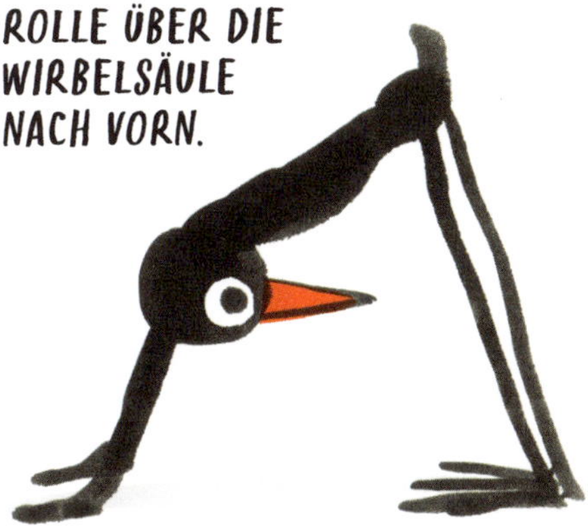

8. HERABSCHAUENDER HUND

Adho Mukha Svanasana

STRECKE AUSATMEND DIE HÜFTE NACH OBEN UND HINTEN. BEUGE DIE KNIE, UM DIE MUSKELN AN DER RÜCKSEITE DES OBERSCHENKELS ZU ENTLASTEN.

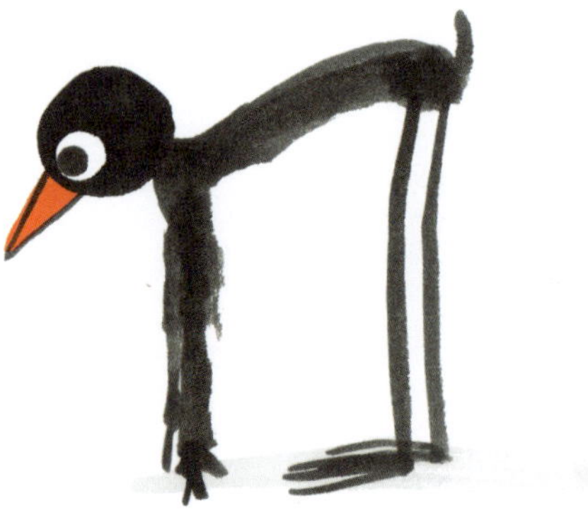

9. HALBE VORBEUGE

Ardha Uttanasana

GEHE ODER SPRINGE EINATMEND NACH VORN AUF DIE HÄNDE. LEGE DIE HÄNDE AUF DIE BEINE ODER DIE MATTE. HEBE DEN OBERKÖRPER AUF HÜFTHÖHE.

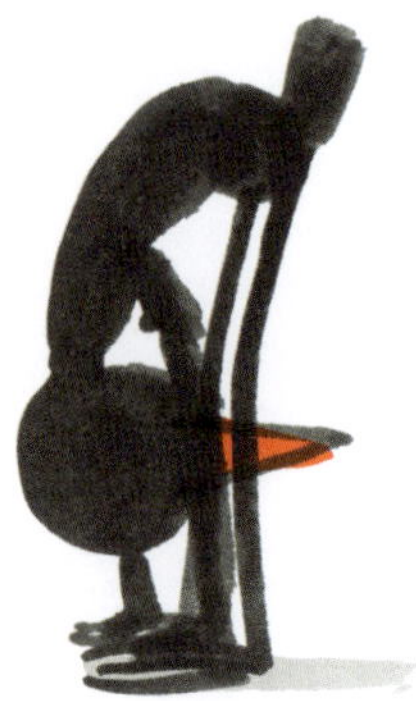

10. VORBEUGE IM STEHEN

Uttanasana

BEUGE DICH AUSATMEND NACH VORN. DIE HÄNDE BERÜHREN DIE BEINE ODER DIE FÜSSE.

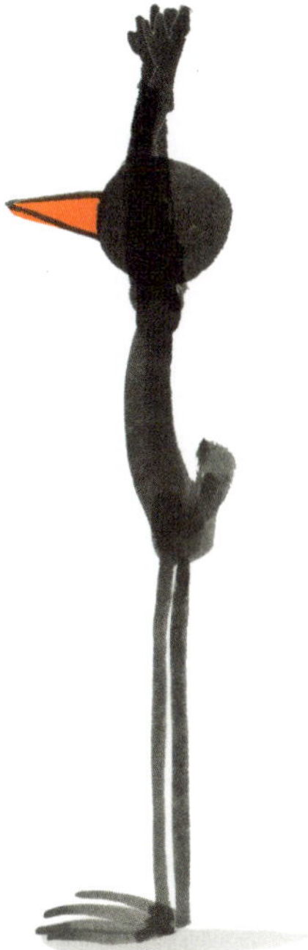

11. GESTRECKTE BERGHALTUNG

Urdhva Hastasana

STRECKE EINATMEND DIE ARME NACH OBEN.

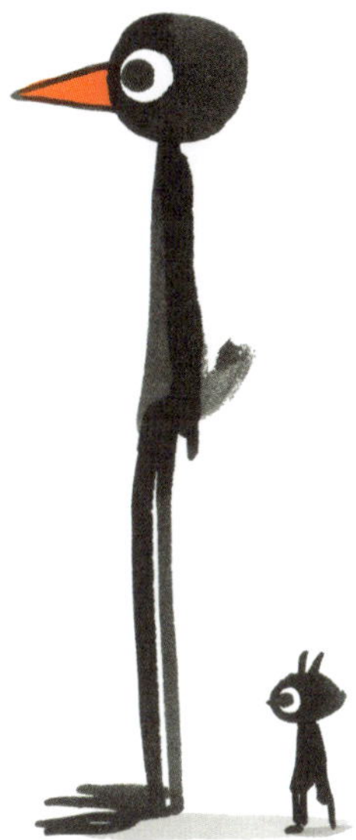

12. BERGHALTUNG

Tadasana

KOMME ZURÜCK IN DEN STAND. DIE FÜSSE SIND FEST IM BODEN VERANKERT.

ICH
BIN
NICHT
SO
GELENKIG

Gelassenheit ist wichtiger als ein gelenkiger Körper.

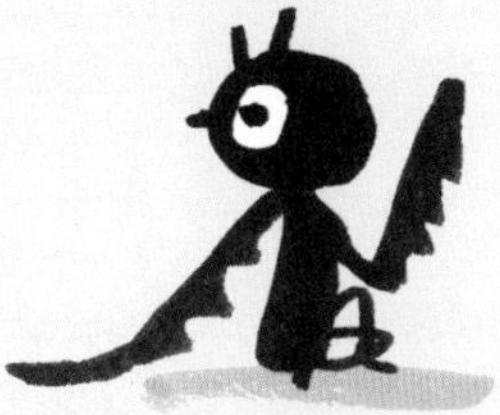

RÜCKBEUGE

SCHULTERBRÜCKE

Setu Bandha Sarvangasana

LEGE DICH AUF DEN RÜCKEN. STELLE DIE FÜSSE HÜFTBREIT AUF. DRÜCKE DIE FÜSSE IN DIE MATTE, HEBE EINATMEND DIE HÜFTE. FALTE DIE HÄNDE UNTER DEM RÜCKEN UND HEBE DIE HÜFTE NOCH EIN STÜCK HÖHER. ZIEHE DABEI DIE SCHULTERBLÄTTER NACH UNTEN. DRÜCKE DIE FÜSSE UND HÄNDE IN DIE MATTE. ROLLE AUSATMEND DEN RÜCKEN LANGSAM WIEDER NACH UNTEN.

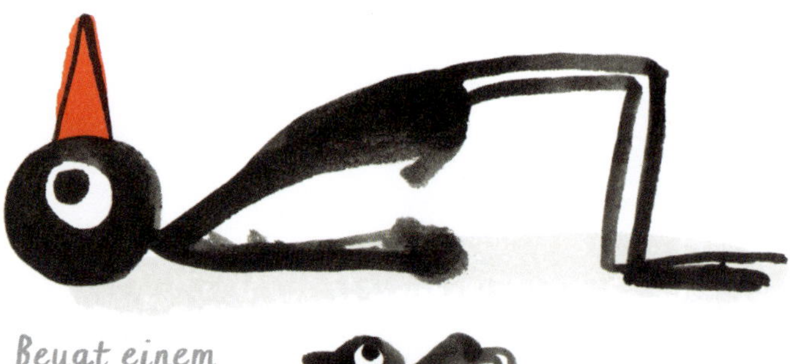

Beugt einem krummen Rücken vor.

UMKEHRHALTUNG

FISCH

Matsyasana

LEGE DICH AUF DEN RÜCKEN. STELLE DIE FÜSSE AUF UND LEGE DIE HÄNDE UNTER DEM GESÄSS AB. HEBE EINATMEND DIE HÜFTE UND WEITE DEN BRUSTKORB. DRÜCKE DIE ELLBOGEN IN DIE MATTE. ACHTE DARAUF, DASS DER NACKEN NICHT BELASTET WIRD. LEGE BEI BEDARF EIN KISSEN ODER EINEN BLOCK UNTER DEN KOPF.

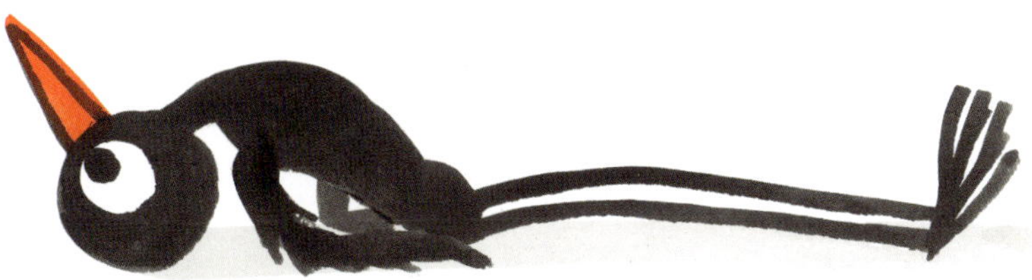

Nimmt Spannung aus dem Nacken und dem Hals.

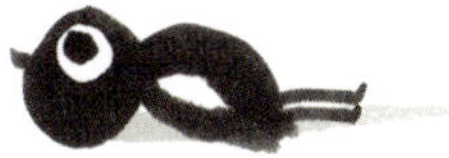

IM SITZEN

TIEFE HOCKE

Malasana

DREHE DIE BEINE AUS DER HÜFTE NACH AUSSEN. BEUGE LANGSAM DIE KNIE BIS IN DIE HOCKE. DIE WIRBELSÄULE BLEIBT LANG, DER BRUSTKORB GEWEITET. DER BLICK GEHT NACH VORN. LEGE DIE HANDFLÄCHEN VOR DER BRUST ANEINANDER. ATME.

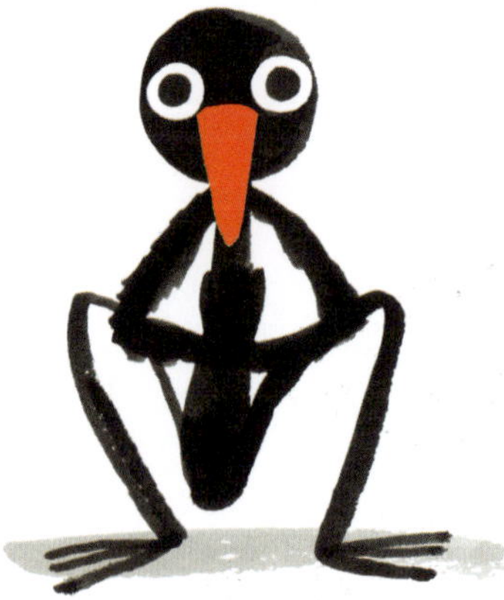

HEBE DIE FERSEN VOM BODEN ODER LEGE BEI BEDARF EIN KISSEN ODER EINEN BLOCK UNTER DAS GESÄSS.

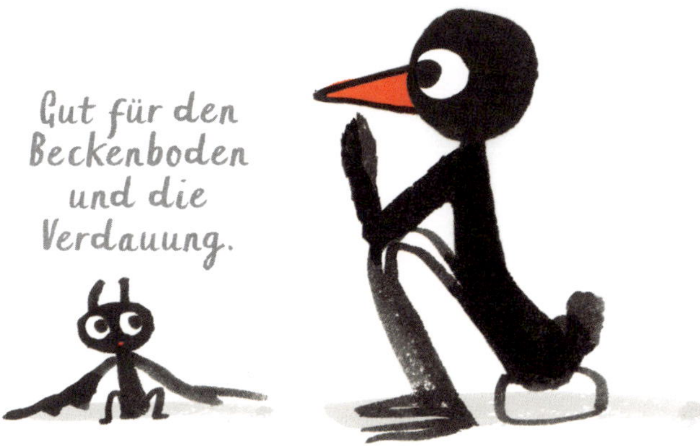

ICH BIN
EIN BAUM.

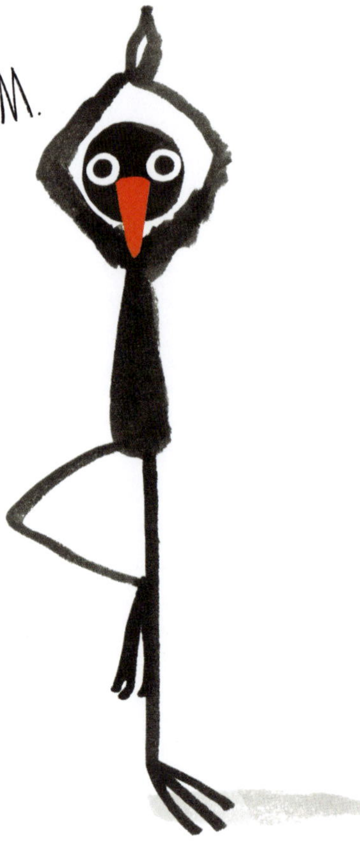

GLEICHGEWICHTSÜBUNG

BAUM

Vrksasana

LEGE DEINEN FUSS WEITER OBEN ODER UNTEN AN DIE INNENSEITE DEINES STANDBEINS. LEGE DIE HANDFLÄCHEN IN DER HÖHE DEINES HERZRAUMS ANEINANDER ODER STRECKE DIE ARME NACH OBEN. ATME!

Gut für das Gleichgewicht.

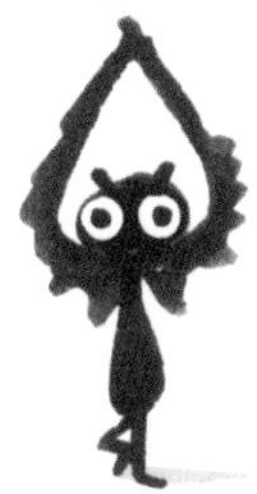

ERFRISCHENDE YOGA-HALTUNGEN

Praktiziere und halte jede Haltung 5 bis 10 Atemzüge lang.

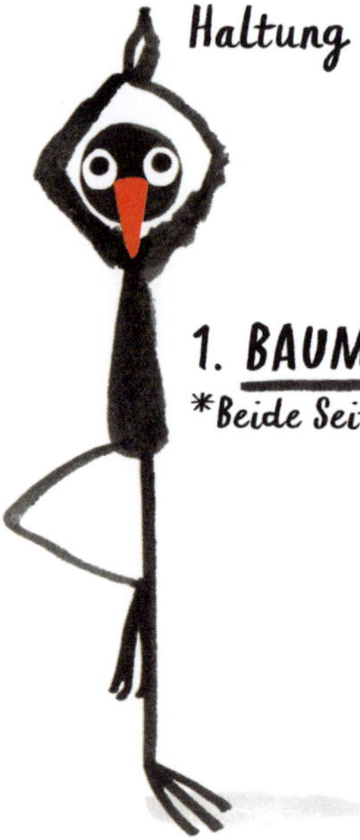

1. **BAUM**

*Beide Seiten

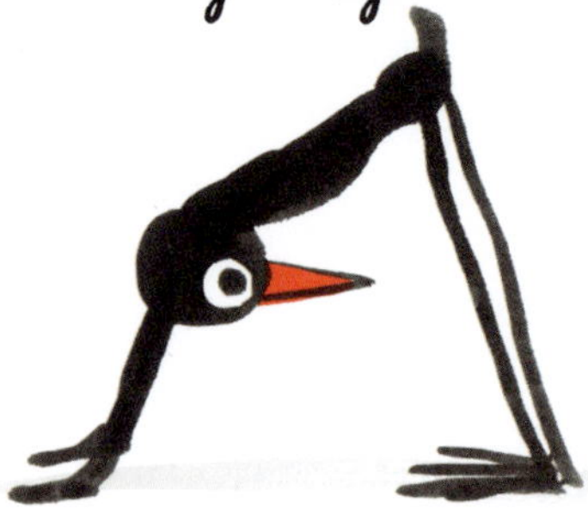

2. **HERABSCHAUENDER HUND**

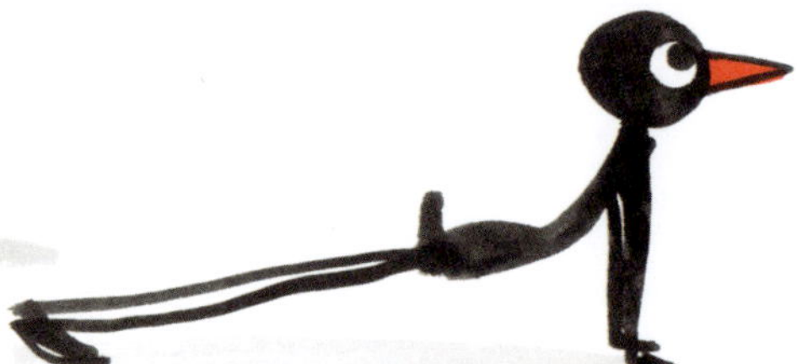

3. **HERAUFSCHAUENDER HUND**

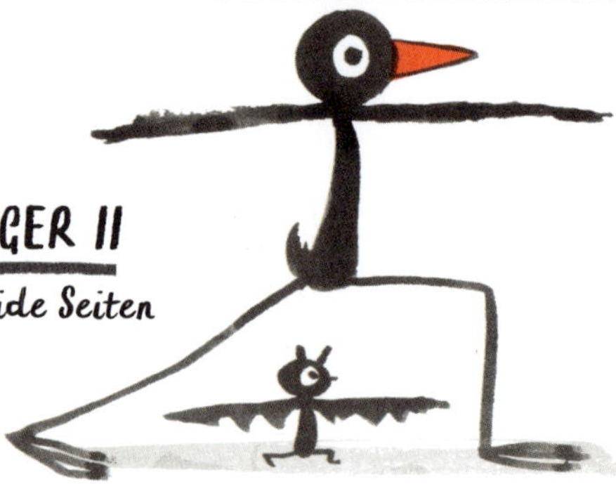

4. **KRIEGER II**

*Beide Seiten

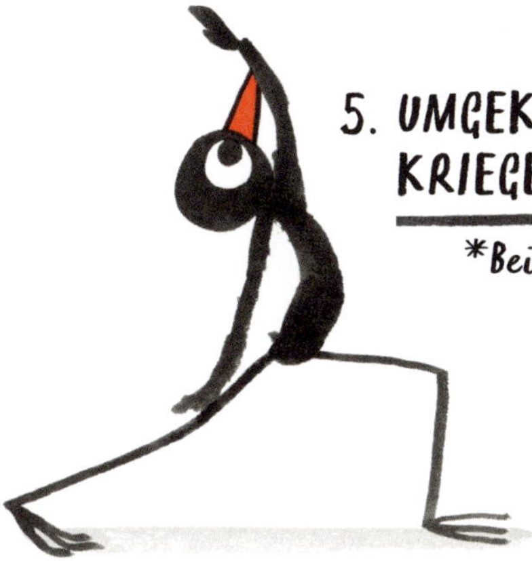

5. UMGEKEHRTER KRIEGER

*Beide Seiten

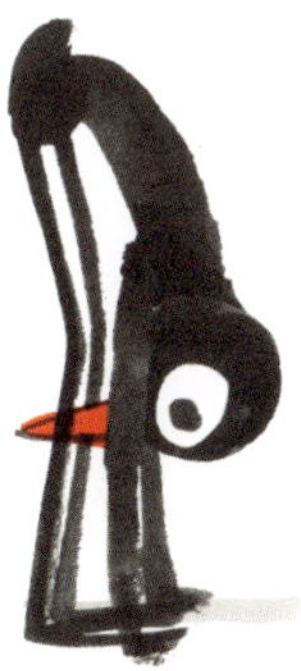

6. VORBEUGE

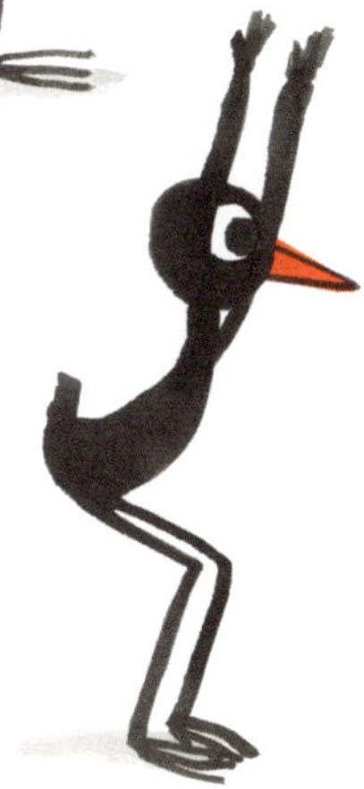

7. STUHL

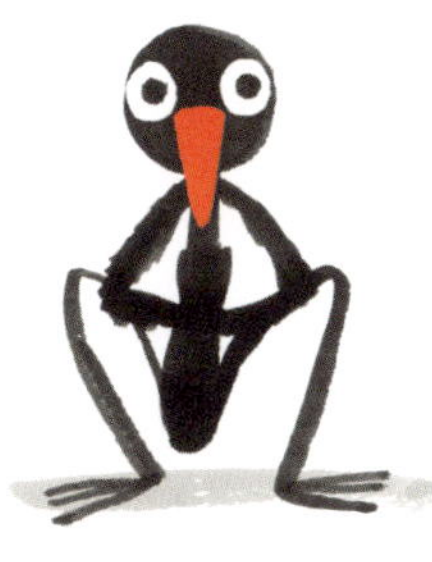

8. TIEFE HOCKE

MEIN GEDANKEN-KARUSSELL DREHT SICH

Kehre
zurück zur
Beobachtung
deines Atems

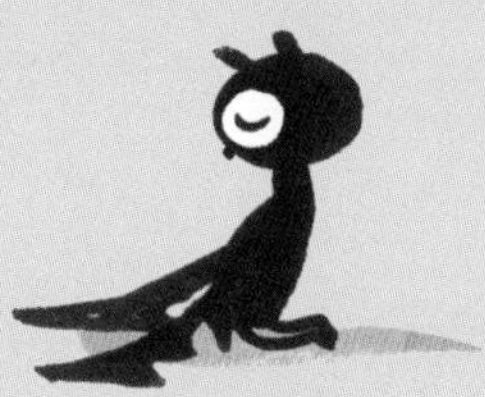

VERDREHT

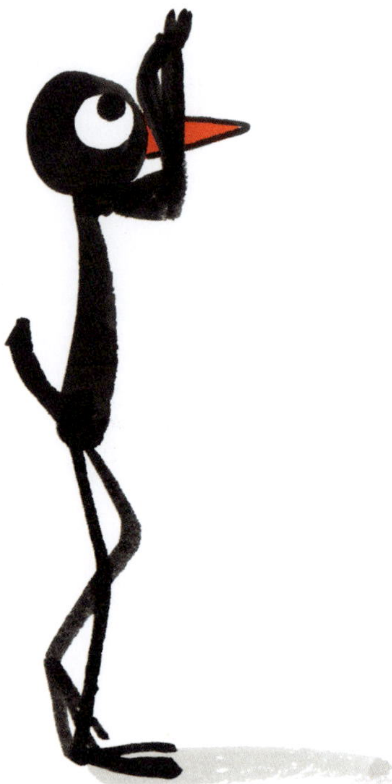

IM STEHEN

ADLER

Garudasana

BEGINNE IN DER STUHLHALTUNG. KREUZE DAS LINKE BEIN ÜBER DEN RECHTEN OBERSCHENKEL. KREUZE DEN RECHTEN ARM IN EINEM »X« ÜBER DEN LINKEN. BEUGE DIE ELLBOGEN. DREHE DEN LINKEN UNTERARM ZUM RECHTEN, SO DASS DIE HÄNDE SICH IMMER NÄHER KOMMEN. WIEDERHOLE DIE ÜBUNG ZUR ANDEREN SEITE.

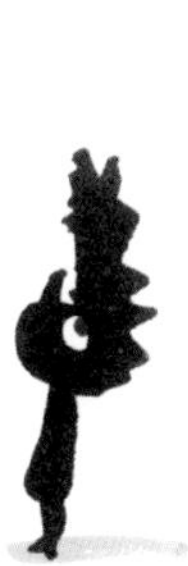

Gut für das Gleichgewicht und die Konzentration.

RÜCKBEUGE

TAUBE

Eka Pada Rajakapotasana

BEGINNE IM VIERFÜSSLERSTAND. SCHIEBE DAS LINKE KNIE HINTER DAS LINKE HANDGELENK, SO DASS DER LINKE FUSS AM RECHTEN HANDGELENK LIEGT. STRECKE DAS RECHTE BEIN LOCKER NACH HINTEN AUS UND HALTE DIE HÜFTE IM RECHTEN WINKEL. WECHSELE DIE SEITE.

Gut für die Hüften und die Wirbelsäule.

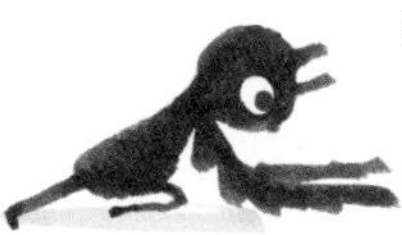

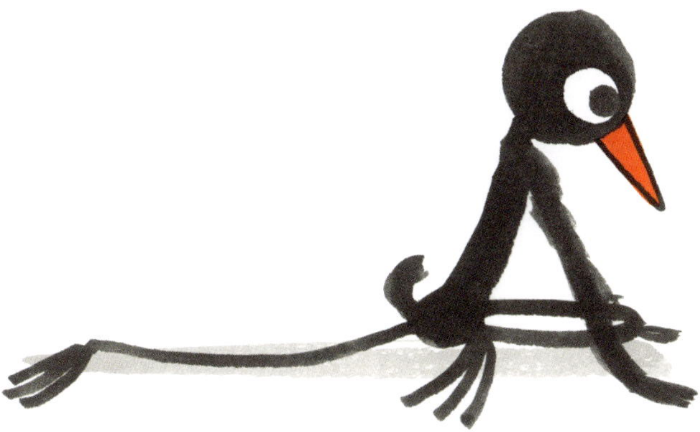

IM SITZEN

HALBER DREHSITZ

Ardha Matsyendrasana

BEGINNE IN DER STOCKHALTUNG. STELLE DEN RECHTEN FUSS ÜBER DEM LINKEN OBERSCHENKEL AB. SCHIEBE DEN LINKEN FUSS AN DIE AUSSENSEITE DER RECHTEN HÜFTE. DREHE DEN KÖRPER AUSATMEND VORSICHTIG NACH RECHTS. STELLE DEN RECHTEN ARM HINTER DEINEM KÖRPER AUF. DER LINKE ARM »UMARMT« DAS LINKE KNIE. WECHSLE ZUR ANDEREN SEITE.

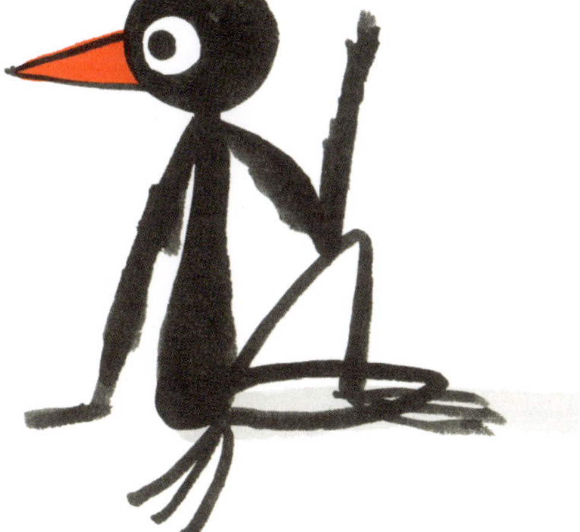

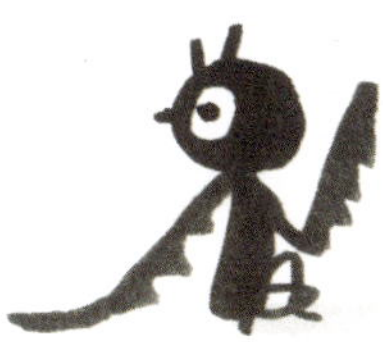

Gut für deine
Haltung und
die Verdauung.

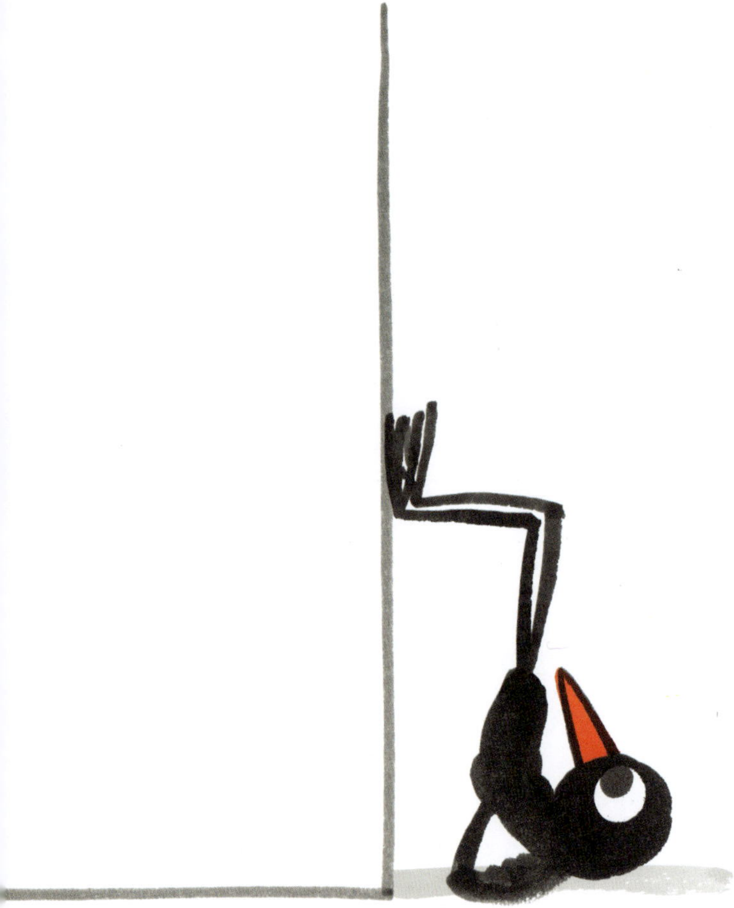

UMKEHRHALTUNG

UNTERSTÜTZTER SCHULTERSTAND

Salamba Sarvangasana

DU KANNST DEN SCHULTERSTAND VEREINFACHEN, INDEM DU DEINE FÜSSE GEGEN EINE WAND DRÜCKST UND DAS BECKEN VON DER MATTE HEBST. STÜTZE DEINE HÜFTEN MIT DEN HÄNDEN. DER NACKEN SOLLTE SICH GUT ANFÜHLEN.

DIES IST EINE GUTE VORBEREITUNG AUF DEN PFLUG.

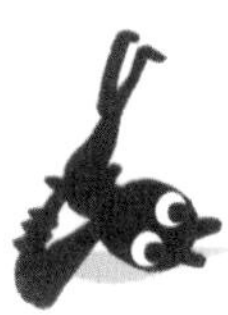

Gut gegen Stress und Müdigkeit.

UMKEHRHALTUNG

PFLUG
Halasana

LEGE DICH AUF DIE MATTE. DRÜCKE ARME UND HÄNDE SO IN DIE MATTE, DASS DIE KNIE AN DIE BRUST ROLLEN UND SICH DIE HÜFTE HEBT. STÜTZE DEIN GESÄSS MIT DEN HÄNDEN AB. STRECKE DIE BEINE BEI GESTRECKTER WIRBELSÄULE NACH HINTEN. LASSE DIE WIRBELSÄULE GESTRECKT UND LEGE ARME UND HÄNDE AUF DEM BODEN AB. DIE HANDFLÄCHEN ZEIGEN NACH UNTEN.

UM DIE HALTUNG WIEDER AUFZULÖSEN, ROLLE LANGSAM WIRBEL FÜR WIRBEL NACH UNTEN.

DAS SCHAFFE
ICH NUR IM
TRAUM

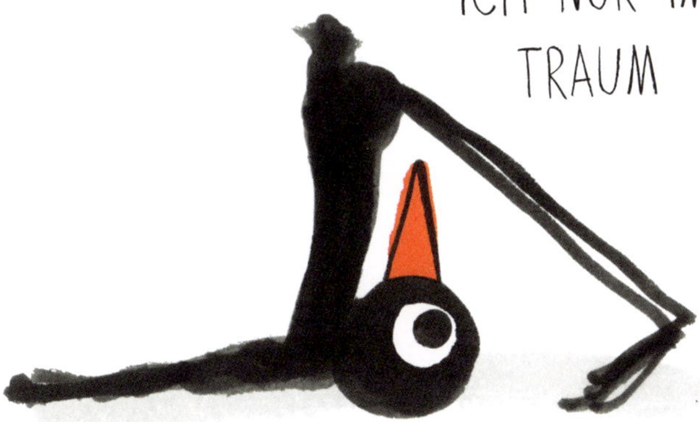

Ich auch

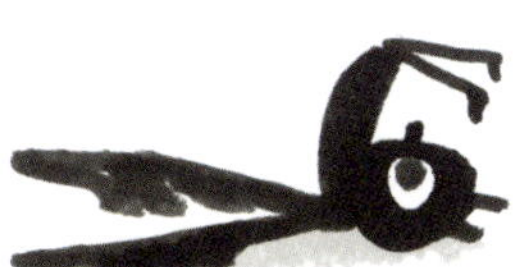

ICH BIN NICHT GUT GENUG

Ich werde
jeden Tag
ein bisschen
besser.

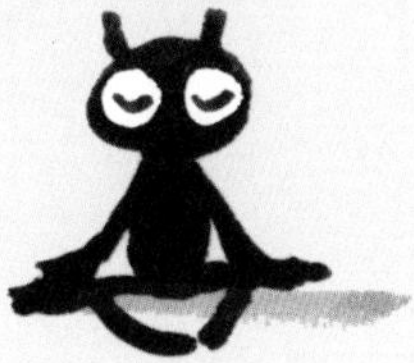

RÜCKBEUGE

HEUSCHRECKE

Salabhasana

LEGE DICH AUF DEN BAUCH. HEBE UND STRECKE LANGSAM DIE BRUST, DEN KOPF UND DIE BEINE VOM BODEN. ZIEHE DIE ARME NACH HINTEN, ROLLE DIE SCHULTERBLÄTTER NACH INNEN UND DREHE DIE HANDFLÄCHEN ZUM KÖRPER.

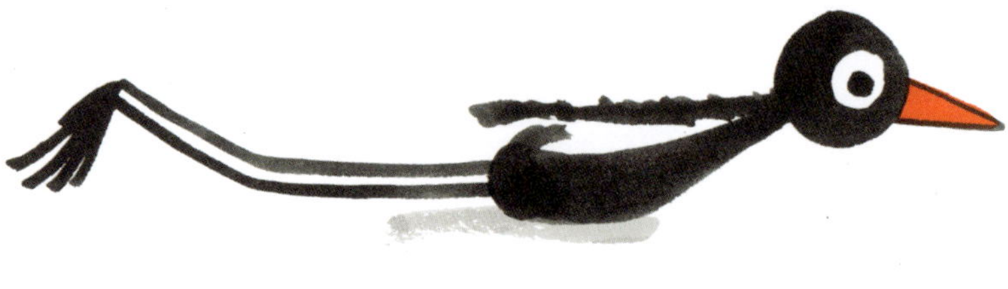

Weitet Brust
und Schultern

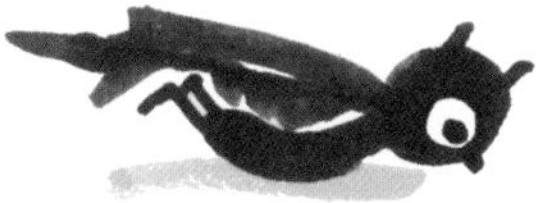

IM SITZEN

HELDENSITZ

Virasana

SETZE DICH AUF DIE KNIE. DIE KNIE BERÜHREN SICH, SCHIEBE DIE FÜSSE AUSEINANDER. DAS GESÄSS BERÜHRT DEN BODEN ODER EIN KISSEN. STRECKE DIE WIRBELSÄULE. LEGE DIE HÄNDE AUF DEN OBERSCHENKELN AB.

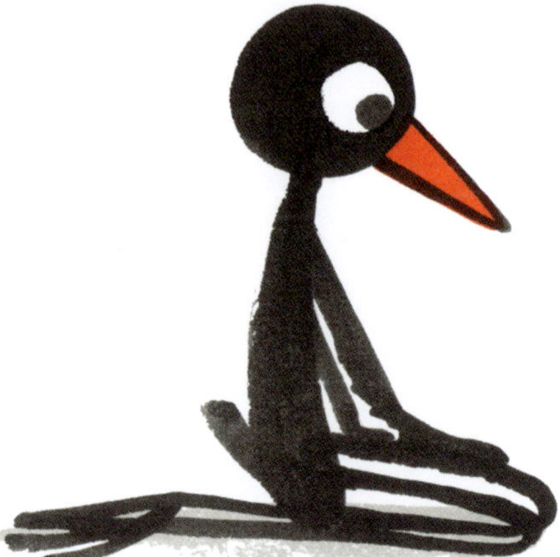

Eine gute Alternative zum Schneidersitz

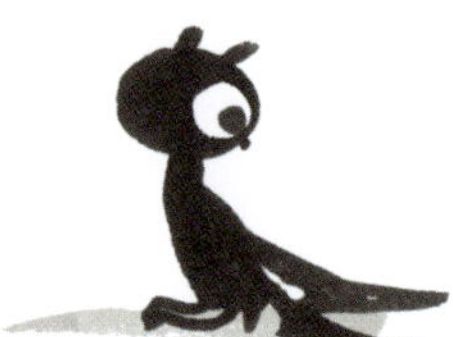

ERHOLUNGSHALTUNG

TOTENSTELLUNG

Savasana

DIE TOTENSTELLUNG IST DIE WICHTIGSTE ÜBUNG! LEGE DICH AM ENDE DEINER PRAXIS IMMER AUF DIE MATTE. ATME. KONZENTRIERE DICH GANZ AUF DEN AUGENBLICK.

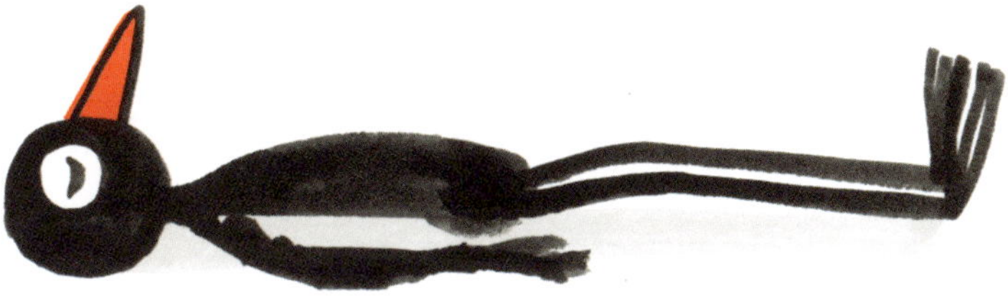

Meine Lieblingsübung im Yoga

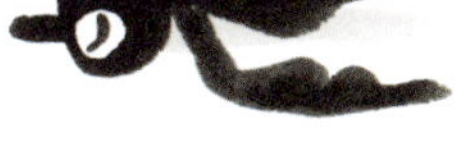

YOGA-ÜBUNGEN ZUR ENTSPANNUNG VOR DEM SCHLAFENGEHEN

Praktiziere und halte diese Übungen 5 bis 10 Atemzüge lang.

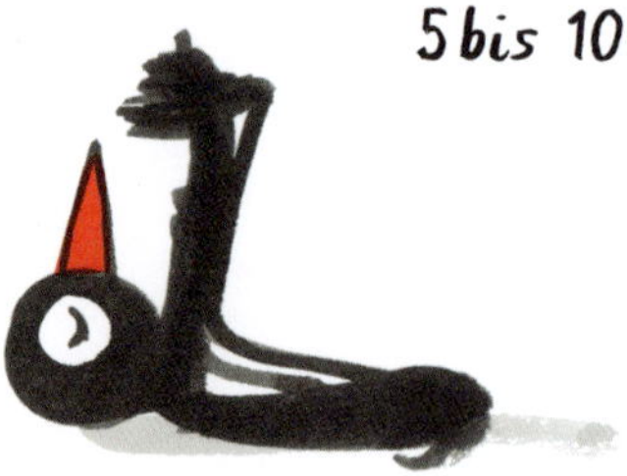

1. HAPPY BABY

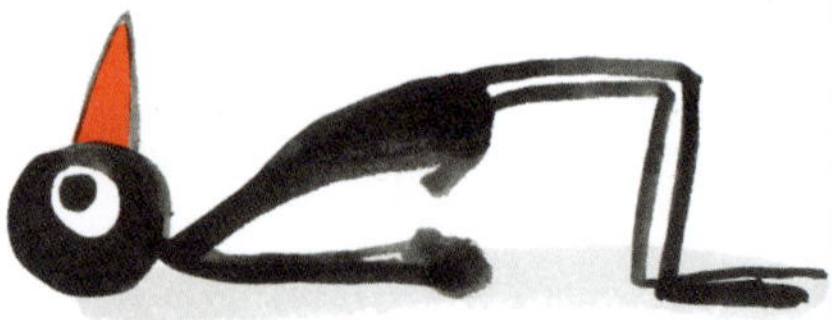

2. SCHULTERBRÜCKE

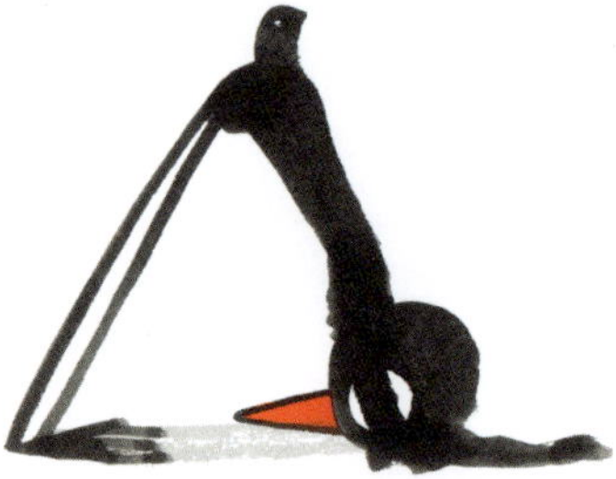

3. DELFIN

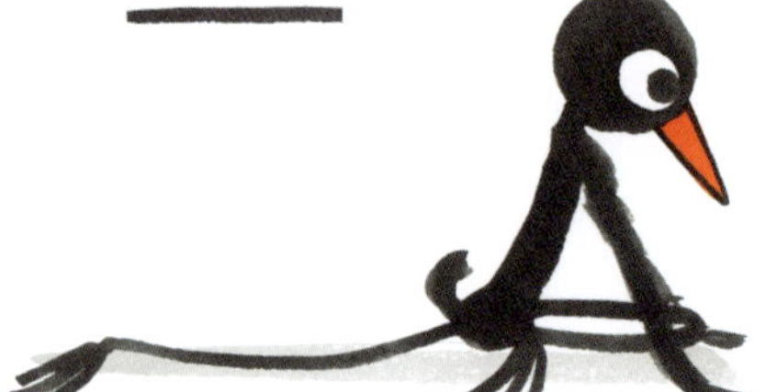

4. TAUBE

*Beide Seiten

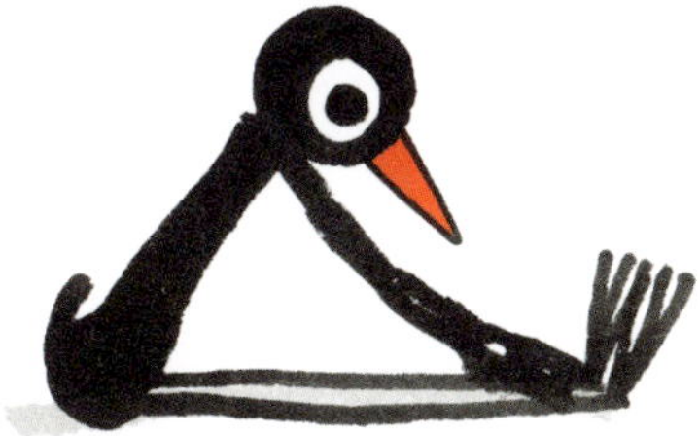

5. VORBEUGE IM SITZEN

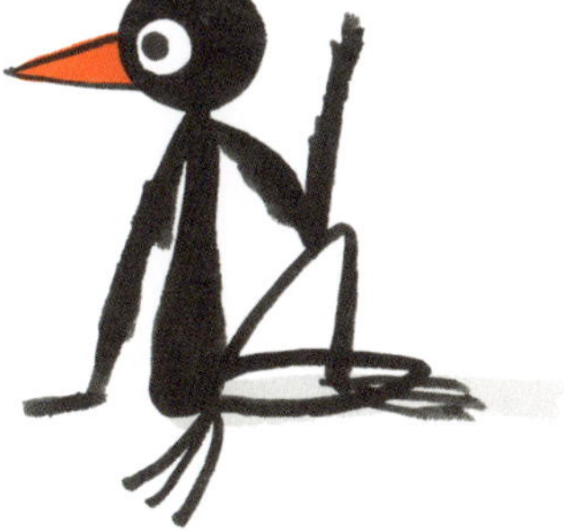

6. HALBER DREHSITZ

*Beide Seiten

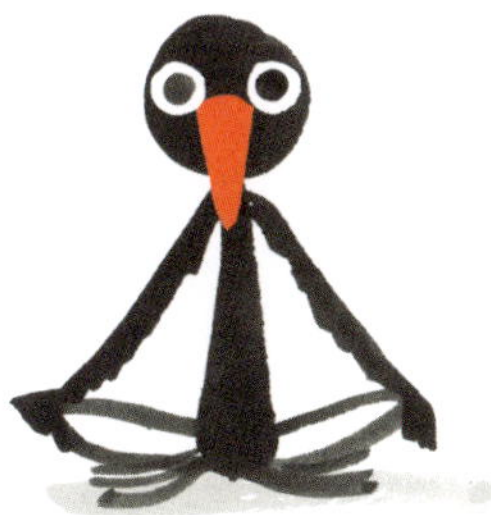

7. SCHNEIDERSITZ

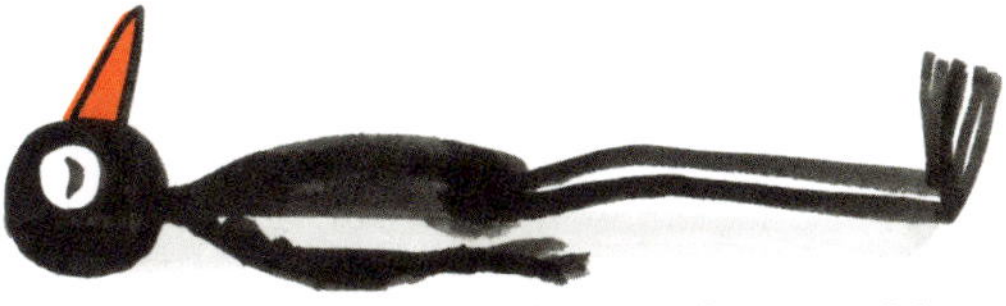

8. TOTENSTELLUNG

Nimm diese
Haltung immer
dann ein, wenn dir
danach ist

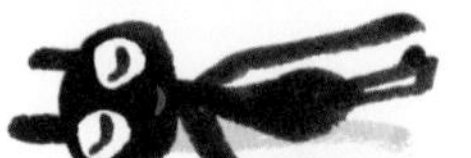

MARION DANKT ZARA LARCOMBE, ROLY ALLEN, GAYNOR SERMON, FELICITY AWDRY, LEONIE TAYLOR, VANESSA GREEN VON URBAN ANT, ANGUS HYLAND UND ELIZABETH SHEINKMAN (PFD).

YOGA – FEDERLEICHT!

MIDAS COLLECTION
EIN IMPRINT DER MIDAS VERLAG AG

ISBN 978-3-03876-248-5
1. AUFLAGE 2023

ÜBERSETZUNG: MARTINA PANZER
FACHLICHE BERATUNG: ANJA MECHENBIER, YOGALEHRERIN BDY/EYU
LEKTORAT: KATHRIN LICHTENBERG
LAYOUT: ULRICH BORSTELMANN

MIDAS VERLAG AG
DUNANTSTRASSE 3, CH-8044 ZÜRICH
E_MAIL: KONTAKT@MIDAS.CH
WWW.MIDAS.CH

ENGLISCHE ORIGINALAUSGABE:
»YOGA FOR STIFF BIRDS«
SKITTLEDOG, AN IMPRINT OF THAMES & HUDSON LTD

PRINTED IN CHINA

DIE DEUTSCHE NATIONALBIBLIOTHEK VERZEICHNET DIESE PUBLIKATION IN DER DEUTSCHEN NATIONALBIBLIOGRAFIE; DETAILLIERTE BIBLIOGRAFISCHE DATEN SIND IM INTERNET UNTER WWW.DNB.DE ABRUFBAR.

FSC
www.fsc.org
MIX
Papier | Fördert gute Waldnutzung
FSC® C008047